Inhalt

Kapitel I:

Entdecken Sie Ihre Augenschule

Das finden Sie in Ihrer Box von *Meine kleine Augenschule:*

- Broschüre I mit Hintergrundinformationen.
- Broschüre II mit Anleitungen zu den Augenübungen.
- Die CD *Meine kleine Augenschule* mit ausführlicher Anleitung zu den Augenübungen und einer „Augenreise" zur Entspannung.
- Eine Schnur mit zwei Perlen für die Perlenübung.
- Augen-Übungskarten mit genauer Anleitung und Wirkung der Übung.
- Das Poster „Herzrad" speziell bei Hornhautverkrümmung.
- Eine große Lesetafel und zwei kleine Handlesetafeln.
- Einen Seidenpapierball.

Kapitel II:

So benutzen Sie den Inhalt Ihrer Augenschule-Box

Die CD für das Augentraining und zur Entspannung

Nehmen Sie sich am Anfang viel Zeit. Hören Sie ganz entspannt die CD und lassen Sie sich durch die Augenübungen führen.

Anschließend lassen Sie die „Seele baumeln“ und machen mit mir eine „Augenreise“ zum Entspannen.

Die Perlenschnur

Die genaue Übungsanleitung für die Perlenschnur finden Sie auf der Augen-Übungskarte Nr. 6 „Perlenschnur-Übung“ sowie auf der CD.

Die Augen-Übungskarten

Sie finden darauf die ganz genaue Wirkungsweise der Übung auf Ihre Augen und Ihren Körper. Jede der auf den Karten beschriebenen Augenübungen ist bei **jeder** Art von Fehlsichtigkeit empfehlenswert.

Das Poster „Herzrad“ speziell bei Hornhautverkrümmung (Astigmatismus)

Das Herzrad ist eine wunderbare Übung zum „Glätten“ der Hornhautverkrümmung (Astigmatismus). Bei anderen Fehlsichtigkeiten muss das Herzrad nicht gemacht werden.

Die Lesetafeln

Die große Lesetafel dient zur Überprüfung bei Kurzsichtigkeit. Hängen Sie die Lesetafel an einer gut beleuchteten Wand in Ihrer Wohnung auf. Gemessen von der Wand aus sollten Sie noch 4,5 bis 5 m zurückgehen können.

Setzen Sie Ihre Sehhilfe ab (Brille oder Kontaktlinsen). Lassen Sie Ihren Augen anschließend einige Minuten Zeit, sich umzugewöhnen. Überprüfen Sie, aus welcher Entfernung Sie die Buchstaben noch gut lesen können. Markieren Sie die Entfernung am Boden (evtl. mit Klebestreifen) und vermerken Sie das Datum darauf. Oder Sie schreiben sich die Entfernung und das Datum auf.

Wichtig:

Machen Sie die Sehtests nur nach einer Entspannungsübung, z. B. nach dem „Palmieren" und wenn Sie genügend Zeit haben. Das Licht, das auf die Lesetafel fällt, sollte immer gleich gut sein.

Testen Sie auch Ihre Sehfähigkeit mit Brille oder Kontaktlinsen. Soweit Sie damit nicht perfekt sehen, schreiben Sie auch dieses Testergebnis auf. Damit haben Sie eine Möglichkeit, Ihre Fortschritte fortlaufend zu beobachten. Haben Sie Geduld mit sich! Sollten Sie mal einen Rückschritt bei Ihren Seherfolgen haben, bedenken Sie, dass dies auch mit Ihrer Tagesverfassung zu tun haben kann.

Die kleinen Handlesetafeln dienen zur Überprüfung bei Weitsichtigkeit und Altersweitsichtigkeit.

Der Text auf der Handlesetafel ist unterteilt in Großgedrucktes bis extrem Kleingedrucktes. Sie haben hier eine sehr gute Möglichkeit, Ihre momentane Sehfähigkeit immer wieder zu überprüfen. Die Handlesetafel muss sehr gut beleuchtet sein. Gehen Sie deshalb damit ans Fenster oder beleuchten Sie die Handlesetafel direkt mit einer zusätzlichen Tischlampe. Je heller die Lesetafel beleuchtet ist, desto besser sehen Sie. Setzen Sie Ihre Sehhilfe ab! Spielen Sie mit der Entfernung.

Sollten Sie die Handlesetafel bis zur letzten Ziffer gut lesen können, holen Sie die Lesetafel näher vor Ihre Augen. Merken Sie sich die Entfernung, aus welcher Sie den Text noch gut lesen konnten, damit Sie für den nächsten Lesetest einen Anhaltspunkt haben.

Seidenpapierball

Wie lange ist es her, dass Sie Ball gespielt haben?

Blasen Sie den Seidenpapierball vorsichtig auf, indem Sie in das silbern ummantelte Loch blasen. Schon haben Sie einen bunten Ball, den Sie jederzeit wieder zusammenfalten können. Nehmen Sie, wenn möglich, Ihre Brille ab. Da der Ball bunt ist, sehen Sie ihn auch bei hoher Fehlsichtigkeit. Benutzen Sie ihn so oft als möglich, im Büro, zu Hause, zum Spielen, allein oder zu zweit.

Was hat Ballspielen mit guter Sehfähigkeit zu tun?

Wie Sie ja nun wissen, ist die Bewegung des Körpers und der Augen ein wichtiger Aspekt für gutes Sehen. Beim Ballspielen bewegen wir nicht nur den Körper und die Augen, sondern durch Ballspielen haben die Augen Gelegenheit, in alle Richtungen zu sehen. Der Ball ist mal nah, mal fern, mal oben, mal unten. Weil Ballspielen Spaß macht, lachen wir auch dabei. Die Tränenflüssigkeit wird dadurch angeregt.

Kleiner Tipp:

Mit Tesafilm kann man den Ball ganz einfach wieder reparieren, falls er beim Spielen kaputtgehen sollte.

Fazit: Die Augen werden durch Ballspielen trainiert und entspannt.

Kapitel III:

So üben Sie richtig mit dem Augenprogramm

Am Anfang nehmen Sie sich bitte eine halbe bis dreiviertel Stunde Zeit, um die beiliegende CD anzuhören und die Augenübungen nach Anleitung gleich mitzumachen.

Versuchen Sie die Übungen ohne Sehhilfe durchzuführen. Sollte das Ihre Augen am Anfang jedoch zu sehr anstrengen, machen Sie die Übungen mit Sehhilfe. Versuchen Sie nach und nach, Ihre Sehhilfe immer weniger bei den Übungen zu benutzen. Haben Sie Geduld: mit der Zeit werden Sie die Übungen ganz ohne Sehhilfe schaffen.

Achtung: Bitte spüren Sie immer die Signale Ihres Körpers und Ihrer Augen: Falls Ihnen die angeleiteten Augenübungen für den Anfang zu anstrengend sind, können Sie jederzeit mit dem Üben aufhören und dieses später fortsetzen.

Am Schluss der CD lade ich Sie zu einer Augenreise ein – eine Augen- und Körperentspannung. Wenn Sie nur mit den Augenübungskarten üben – ohne begleitende CD –, lesen Sie bitte immer wieder die Wirkungsweise und die genaue Anleitung für die Übung durch, bevor Sie beginnen.

Wichtig:

- Es ist nicht nötig, jeden Tag das ganze Übungsprogramm durchzuführen.
- Üben Sie mit Ihren „Lieblingsübungen" und bauen Sie diese Übungen in Ihren Alltag ein, z. B. bei Wartezeiten von Bus, S-Bahn, an der Ampel, beim Spazierengehen usw.
- Je entspannter Sie an das Augenübungsprogramm gehen, desto schneller spüren Sie die Wirkung.
- Wechseln Sie auch immer wieder die Übungen ab.
- Beachten Sie jedoch, dass Ihre Augen zwischen den Übungen Entspannung brauchen – palmieren Sie mit Augenübung Nr. 3.
- Sobald Sie eine Augenübung als anstrengend empfinden, beenden Sie diese. Lassen Sie Ihre Augen entspannen und üben dann erst weiter.
- Entspannen Sie auch immer wieder Ihre Schulter-Nacken-Muskulatur mithilfe der Übung Nr. 1 und die Umgebung Ihrer Augen durch eine Augen-Kopfmassage mit der Übung Nr. 2.

Kapitel IV:

Ihre Augenübungen aus der Augenschule

Übung 1: Schulter-Nacken-Entspannung

Wirkung

Entspanntes Sehen hängt sehr viel von der gelockerten Körpermuskulatur ab. Besondere Bedeutung hat dabei Ihre Schulter- und Nackenregion. Eine ausreichende Durchblutung des Sehzentrums am Hinterkopf ist bei einer verkrampften Schulter- und Nackenpartie nicht gewährleistet. Verspannungen im Rücken und im Kieferbereich wirken sich ebenfalls negativ auf Ihre Augen und deren Beweglichkeit aus.

Übungsanleitung

- Ihre rechte Hand knetet Ihre Muskeln der linken Schulter- und Nackenpartie und wandert dabei diesen ganzen Bereich entlang. Der rechte Ellbogen wird dabei mit der linken Hand abgestützt.

- Anschließend knetet die linke Hand die Muskeln der rechten Schulter- und Nackenpartie ebenso. Ellbogen dabei wieder abstützen.

- Mit den Mittelfingern Ihrer beiden Hände sanft in den hinteren Halsansatz rechts und links der Halswirbelsäule fassen, auf der Stelle kreisen und anschließend mit allen Fingern die Muskulatur von hinten über die Schultern nach vorne bis zum Brustbein sanft ausstreichen.

- Ihre Mittelfinger wandern jeweils einen Finger breit weiter nach oben neben der Halswirbelsäule und verfahren genauso wie vorher beschrieben, bis hin zu den Schädelknochen. Wichtig: Gehen Sie ganz behutsam vor.

- Die beiden Mittelfinger auf die Augenpunkte legen (siehe Zeichnung Seite 14) – dabei tief ausatmen. Die Mittelfinger kurz wegnehmen – dabei einatmen.

Insgesamt dreimal aus- und dreimal einatmen.

So finden Sie Ihre Augenpunkte

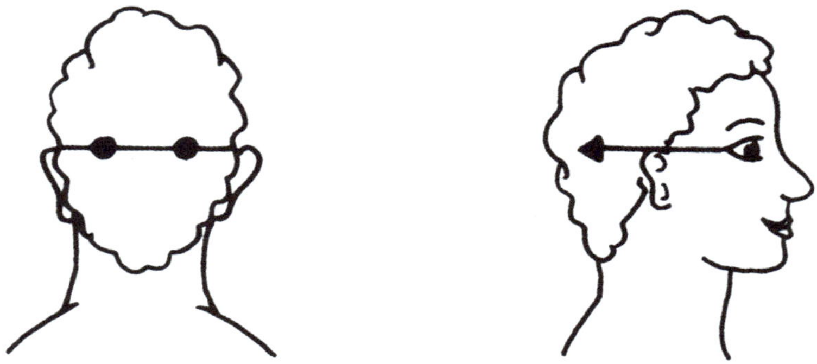

Die Augenpunkte befinden sich an Ihrem Hinterkopf, direkt „gegenüber" von Ihren Augen. Man findet die Punkte so: Von den äußeren Augenwinkeln oberhalb der Ohren eine gerade Linie nach hinten ziehen. In der Mitte des Hinterkopfs sind die Augenpunkte dann als zwei kleine Vertiefungen zu spüren.

Übung 2: Augenklopfmassage

Wirkung

Die Anspannung Ihrer Augen und der Augenumgebung wird gelöst. Die Akupressurpunkte rund um die Augen werden dabei stimuliert, sodass der vordere Augenbereich entspannt und gut durchblutet wird.

Übungsanleitung

- Halten Sie Ihre Augen geschlossen. Entspannen Sie Ihr Gesicht. Atmen Sie ruhig und entspannt.
- Mit den Fingerspitzen von Zeige- und Mittelfinger klopfen Sie nun sanft rings um Ihre Augen, beginnend bei den Augenbrauen, weiter zur Schläfenregion, zum Wangenbereich unter den Augen und zurück über die Nasenseiten zu den Augenbrauen.
- Lassen Sie Ihre Hände dabei ganz locker und die Fingerspitzen sanft trommelnd immer wieder Ihre Augen umwandern, wie vorher beschrieben, mindestens fünfmal.

- Atmen Sie dabei die Anspannung, die sich durch das Klopfen löst, mit einem leichten Seufzen durch den Mund aus. Gähnen Sie dabei herzhaft.

- Zum Abschluss streifen Ihre Finger sanft von der Gesichtsmitte nach außen, um die Anspannung wie eine Maske abzustreichen.

- Ihr Gesicht und Ihre Augen fühlen sich danach frisch, belebt und entspannt an.

Übungsdauer: 2 Minuten

Gähnen

Gähnen entspannt die Kiefer-, Gesichts- und Augenmuskeln sowie die Tränenkanäle, führt aber auch zu psychischer Entspannung.

Gähnen Sie deshalb, sooft es möglich ist, strecken und dehnen Sie dabei den ganzen Körper.

Gähnen befeuchtet auf einfache Weise Ihre Augen.

Übung 3: Palmieren

Wirkung

Die Sehzellen in Ihren Augen funktionieren im Wechsel von Licht und Dunkelheit. In der Dunkelheit kann sich Ihre Netzhaut mit den Sehzellen gut regenerieren. Dabei werden Ihre Augen mit den Augenmuskeln besonders gut entspannt. Gleichzeitig erfolgt das mentale Abschalten und Loslassen der vielen Eindrücke und Reize von außen.

Die Regenerationsfähigkeit Ihrer Augen wird insgesamt unterstützt.

Übungsanleitung

- Reiben Sie Ihre beiden Hände so lange, bis Sie angenehm warm sind.

- Geben Sie die Finger überkreuzt aufeinander und legen Sie die Hände so auf Ihre Augen, dass die Handballen Ihren Oberkiefer berühren. Alles Licht soll damit abgeschirmt werden. Ihre Hände bilden dabei Höhlen für die Augen und liegen nicht auf Ihren Augen auf. Die Nase bleibt frei, um atmen zu können.

- Schließen Sie Ihre Augen.

- Die Übung ist sowohl im Sitzen als auch im Liegen und im Stehen möglich. Im Sitzen stützen Sie Ihre Ellbogen am besten bequem auf einem Tisch oder einem Kissen ab. Dabei ist zu beachten, dass Ihre Wirbelsäule aufrecht gehalten wird.

- Genießen Sie nun die Wärme Ihrer Hände und spüren Sie, wie sich Ihre Gesichts- und Augenmuskulatur entspannt. Genießen Sie die Dunkelheit, Ihre Augen fühlen sich wohlig und geborgen. Nach Beendigung der Übung lassen Sie Ihre Augen noch geschlossen, nehmen langsam die Hände weg und öffnen Ihre Augen mit kleinen Blinzelbewegungen.

- Wiederholen Sie diese Übung, so oft es Ihnen möglich ist. Falls nur kurze Zeit dafür vorhanden ist, ist auch dies schon von großer Entspannungswirkung für Ihre Augen.

Übungsdauer: 2 bis 15 Minuten

Übung 4: Sonnen

Wirkung

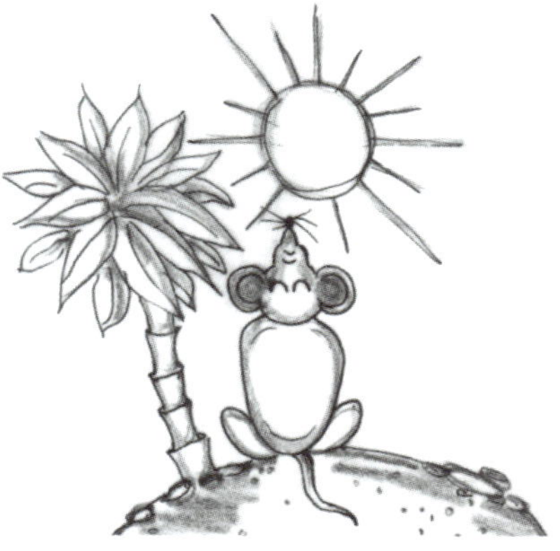

Die Sonne enthält alle Regenbogenfarben und ist für Augen, Körper und Geist von großer Bedeutung. Die Sonne richtig zu nutzen, kann eine große Hilfe bei der Regenerierung der Augen sein. Besonders bei geröteten, entzündeten Augen hat die Sonne eine heilsame Wirkung. Am besten und heilsamsten sind die Sonnenstrahlen bei Sonnenaufgang und bei Sonnenuntergang.

Das Licht, das Sie über die Sonne aufnehmen, hält Sie gesund, indem es über Ihr Gehirn den Vitamin- und Hormonhaushalt regelt. Auch für den gesunden Ablauf der Sehvorgänge benötigen Sie das Sonnenlicht.

Es löst in Ihren Augen und in den Sehzellen chemische, elektrische und energetische Prozesse aus, die das Sehen überhaupt erst ermöglichen. Durch sein breites Farbspektrum regt Sonnenlicht alle Sehzellen in Ihrem ganzen Empfindungsbereich zur Aktivität an. Wichtig ist, die Sonnenübung nicht während der Mittagszeit durchzuführen, da die Sonnenstrahlen hier zu stark sind.

Übungsanleitung

- Suchen Sie sich einen Platz in der Sonne, setzen Sie sich auf einen Stuhl oder eine Bank (Sie können aber auch stehen bleiben), und schließen Sie die Augen. Strecken Sie Ihre Nasenspitze direkt zur Sonne, und stellen Sie sich vor, dass sich ein Pinsel auf Ihrer Nasenspitze befindet.

- Genießen Sie nun die warme Strahlung der Sonne.

- Nun drehen Sie langsam den Kopf von rechts nach links und von links nach rechts – hin und her. Ihr „Nasenpinsel" pinselt damit die Sonne quer durch.

- Nun streichen Sie die Sonne mit Ihrem „Nasenpinsel" von oben nach unten durch, auf und ab.

Sollte Ihnen mal keine Sonne zur Verfügung stehen, setzen Sie sich als Ersatz vor eine Tischlampe mit normaler Glübirne (keine Halogen- oder Neonlampe), Entfernung ca. 0,5 bis 1 Meter.

- Anschließend umkreisen Sie die Sonne mit dem „Nasenpinsel“ in beide Richtungen.

- Zum Abschluss drehen Sie sich von der Sonne weg und palmieren, sodass die Augen total vom Licht abgeschirmt sind.

- Das Palmieren sollte in etwa so lange dauern wie die Sonnenübung und gehört immer dazu.

- Sollten Sie sehr lichtempfindlich sein, so beginnen Sie die Sonnenübung etwas abgewandt von der Sonne und drehen sich erst nach einiger Gewöhnungszeit zur Sonne.

Übungsdauer: 2 bis 10 Minuten

Übung 5: Nasenpinsel

Wirkung

Da bei dieser Übung Ihre Augen, aber auch der Hals und Nacken beteiligt sind, lockert diese Übung den Nackenbereich und die Augenmuskeln, durchblutet vom Nackenbereich her den Hinterkopf und somit auch das Sehzentrum und regt die Sehtätigkeit an.

Übungsanleitung

Diese Übung können Sie im Stehen oder beim Sitzen am Schreibtisch und unterwegs ausführen. Führen Sie diese Übung mit gerader und entspannter Körperhaltung durch.

- Stellen Sie sich vor, Sie haben einen Pinsel auf der Nasenspitze, der sich je nach dem ausgesuchten Objekt verlängern oder verkürzen kann.

- Pinseln Sie nun weich und fließend Gegenstände im Zimmer oder im Freien durch das Fenster ab, wobei zunächst nahe Gegenstände (0,5 m bis 1 m) und dann fernere Objekte (2 bis 5 m) abgepinselt werden.

- Wechseln Sie dann zwischen nah und fern ab. Ihr Kopf und Hals ist dabei ständig sanft in Bewegung.

- Umkreisen Sie die Gegenstände, malen Sie die Objekte in der Vorstellung aus oder pinseln Sie Schlangenlinien in diese Gegenstände.

Übungsdauer: 2 bis 5 Minuten

Übung 6: Perlenschnur

Wirkung

Die Übung dient der Koordination (Fusion) des Sehens mit beiden Augen. Die Zusammenarbeit beider Augen ist sehr wichtig, damit dreidimensionales Sehen stattfinden kann. Die Perlenschnurübung ist ein gutes Training für Ihre Augen, damit die Fusion immer wieder angeregt wird.

Vergleichen Sie das Sehen mit einem Auge und das Sehen mit zwei Augen. Sie werden bemerken, dass das Sehen mit zwei Augen plastischer, klarer, deutlicher und angenehmer ist. Sollten Sie kein räumliches Sehen haben, kann dies durch die Perlenschnurübung trainiert und gefördert werden.

Übungsanleitung

- Nachdem das eine Ende der Perlenschnur in Augenhöhe befestigt ist, nehmen Sie die Schnur in einem Abstand von ca. 2 m in die Hand. Halten Sie die Schnur an Ihre Nase. Die Schnur soll gespannt sein.

- Schieben Sie eine Perle ca. 30 cm von sich weg. Die andere Perle ist dahinter und so weit weg, dass Sie diese noch gut sehen.

- Richten Sie nun den Blick auf die vordere Perle.

- Ihr Blick ist ganz weich und entspannt. Sie atmen entspannt.

- Während Sie auf die vordere Perle schauen, nehmen Sie wahr, wie es hinter der Perle aussieht. Dort teilt sich vermutlich die Schnur und geht nach hinten auseinander.

- Nun richten Sie Ihren Blick auf die hintere Perle und nehmen trotzdem wahr, was mit der Schnur vor der Perle passiert.

Wissenswertes zur Übung:

Befestigen Sie die Perlenschnur an einem Fenster- oder Türgriff, je nachdem, ob Sie die Übung im Stehen oder im Sitzen machen möchten (siehe auch Zeichnung Seite 27).

Ihre Haltung sollte während der Übung bequem, aber aufgerichtet sein. Ihr Blick ist geradeaus.

Die Übung kann anstrengend für Ihre Augen sein.

Es ist wichtig, dass Sie zwischendurch immer wieder entspannen durch Palmieren.

- Vermutlich teilt sich nun die Schnur vor der hinteren Perle.

- Sie werden feststellen, dass sich die Schnur immer dort teilt, worauf Sie Ihren Blick gerade richten.

- Nun spielen Sie eine Weile mit den Perlen, das heißt, sehen Sie mal auf die vordere Perle und mal auf die hintere Perle. Nehmen Sie dabei wahr, was jeweils mit der Schnur passiert.

- Ihr Blick bleibt beim Üben ganz weich und entspannt.

- Verschieben Sie Ihre Perlen in der Entfernung und beobachten Sie, wie es Ihren Augen dabei geht.

Wenn die Übung schon gut klappt, nehmen Sie eine oder zwei weitere Perlen hinzu und üben Sie, solange es Spaß macht.

Klappt diese Übung nicht auf Anhieb?

Vermutlich sind Sie zu angespannt, oder Ihr Blick ist nicht direkt auf die jeweilige Perle gerichtet. Schließen Sie die Augen und entspannen Sie mit Palmieren.

So funktioniert die Perlenschnurübung

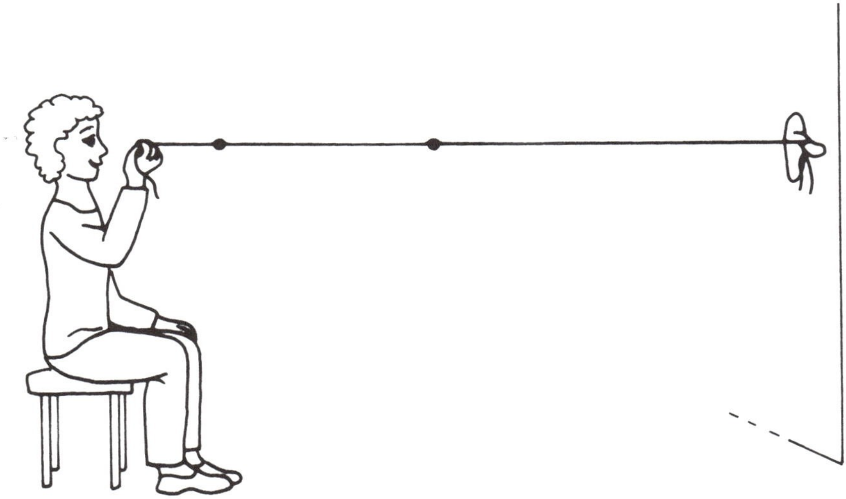

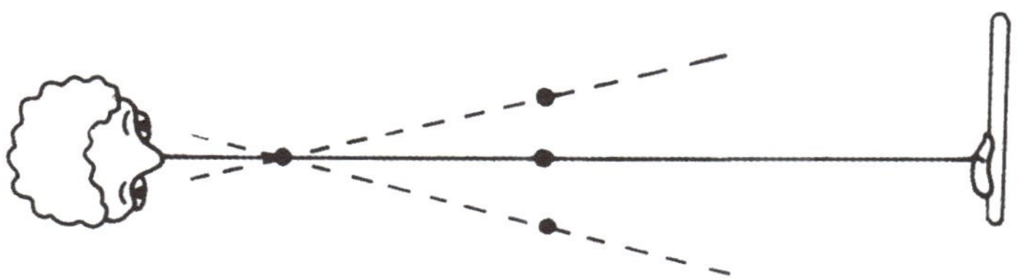

Ihr Blick ist auf die vordere Perle gerichtet. Die Schnur teilt sich hinter der Perle.

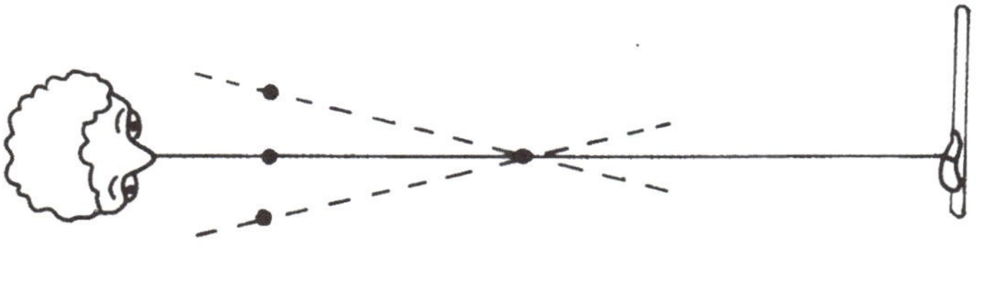

Ihr Blick ist auf die hintere Perle gerichtet. Die Schnur teilt sich vor der Perle.

Übung 7: Langes Schwingen

Wirkung

Mit der Schwingübung kann sich der starre, angestrengte Blick mühelos entkrampfen und das Blickfeld wird geöffnet. Durch das lockere, sanfte Schwingen entsteht ein Gefühl der inneren Harmonie und Sie können sich damit zentrieren und von äußeren Einflüssen lösen.
Der ganze Körper schwingt um seine Längsachse, die Wirbelsäule. Die Augen lassen alle Eindrücke von außen nur vorbeischweifen, ohne festzuhalten. Damit werden die Augenmuskeln lockerer. Die Augen sind wieder in der Lage, lebendiger und klarer zu sehen.

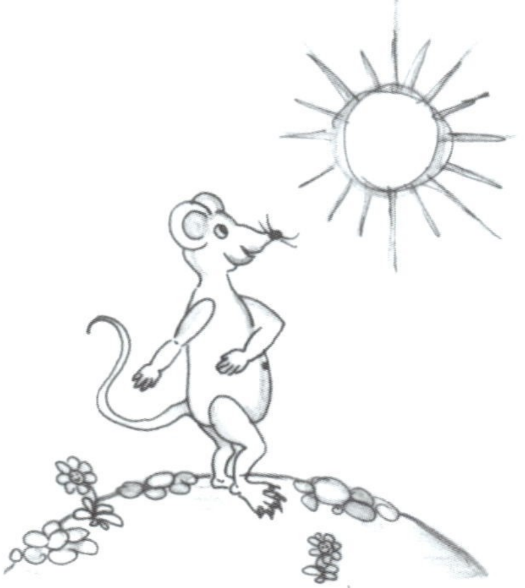

Übungsanleitung

- Üben Sie, wenn möglich, im Freien (im Garten, am Balkon, beim Spazierengehen in freier Natur).

- Stellen Sie sich bequem und locker hin. Ihre beiden Füße sind schulterbreit auseinander. Die Schultern sind locker und entspannt. Lockern Sie Ihre Arme durch Schütteln, bis sie ganz entspannt am Körper baumeln. Atmen Sie ein paar Mal tiefer als gewöhnlich, so dass Sie die Bewegung Ihres Bauches spüren. Dann wieder normal weiter atmen.

- Ihre Knie sind locker und Sie spüren die Verbindung zum Boden. Der Kopf bleibt gerade.

- Suchen Sie sich einen Punkt hinter Ihnen in Augenhöhe, zu dem Sie bei jedem Schwingen zurückkommen.

- Nun beginnen Sie langsam zu schwingen, das heißt, Ihr Körper dreht sich nach rechts, der rechte Fuß bleibt am Boden, dabei hebt sich die Ferse des linken Fußes leicht an. Gleich anschließend schwingen Sie nach links, dabei hebt sich die Ferse des rechten Fußes leicht an.

- Die Augen sind bei dieser Übung geöffnet und Sie lassen Ihren Blick so über die Umgebung hinweggleiten, als wäre an Ihrer Nasenspitze eine Feder mit Kiel befestigt.

- Führen Sie die Übung mit Ihrem ganzen Körper aus und schwingen Sie auf jeder Seite so weit nach hinten, dass Sie jedes Mal zu Ihrem ausgesuchten Punkt hinsehen. Achten Sie darauf, dass sich der ganze Körper mitdreht.

- Geben Sie sich dem Gefühl des Pendelns und Fließens hin, solange es für Sie angenehm ist. Sollte Schwindel auftreten, machen Sie eine Pause und versuchen Sie, die Übung langsamer auszuführen.

Übungsdauer: 2 bis 5 Minuten

Wichtig:

Den Blick nur schweifen lassen, nicht versuchen, die Umgebung mit dem Blick festzuhalten. Die vorgestellte Feder auf Ihrer Nase streicht sanft über die Umgebung hinweg.

Übung 8: Nah-Fern-Blick

Wirkung

Durch diese Übung werden Ihre Augen trainiert, sich leichter auf verschiedene Entfernungen einzustellen. Eine Lockerung und Belebung der Augen ist dadurch möglich.

Übungsanleitung

- Den Blick durch ein Fenster ins Freie richten oder, noch besser, die Übung direkt im Freien durchführen.
- Das rechte Auge wird mit der rechten Hand bedeckt.
- Zum Üben brauchen Sie drei Objekte:
  - Objekt 1 ist ein Finger in ca. 30 cm Entfernung,
  - Objekt 2 ist ca. 2 bis 3 m entfernt, z. B. ein Baum, ein Strauch, Balkon o. Ä.,
  - Objekt 3 ist ca. 10 bis 15 Meter entfernt, z. B. ein Haus, ein Baum ect.

- Der Blick wandert von Objekt zu Objekt. An jedem Punkt verweilt er ein wenig, bis Ihre Aufmerksamkeit das Objekt ganz erfasst hat. Das Objekt wird nur mit den Augen nachgezeichnet, ohne den Kopf dabei zu bewegen. Atmen Sie dabei ganz entspannt.

- Wandern Sie auf diese Weise mit dem Blick von Objekt zu Objekt zwei- bis dreimal vor- und zurück.

- Dasselbe mit dem linken Auge ausführen, anschließend mit beiden Augen.

Übungsdauer: 2 bis 5 Minuten

Das Herzrad

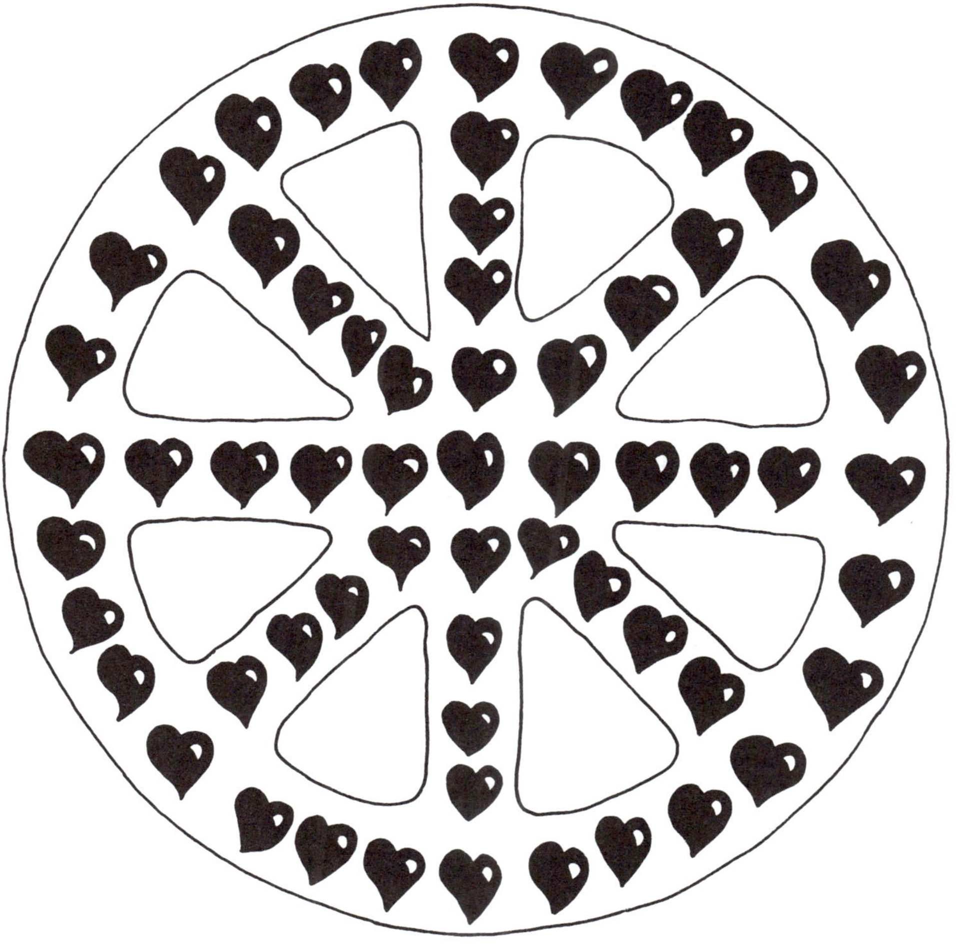

Wirkung

Das Herzrad unterstützt die Entspannung der Augen, insbesondere der Hornhaut. Durch den Astigmatismus sehen Sie unscharf. Das Herzrad sollte regelmäßig durchgeführt werden. Es ist möglich, dass Sie dadurch die Hornhaut Ihrer Augen ausgleichen. Wird eine Verbesserung der Hornhautverkrümmung vom Optiker oder Augenarzt gemessen, kann der Zylinder in Ihrer Brille nach unten korrigiert werden.

Übungsanleitung

- Hängen Sie das Poster mit dem Herzrad in Augenhöhe an die Wand. Stellen Sie sich locker und entspannt vor das Herzrad und umkreisen Sie den äußeren Herzkreis gegen den Uhrzeigersinn mit einer imaginären Nasenfeder. Dabei wird der Kopf mitbewegt. Gleiten Sie dabei dreimal über die Herzen.

- Schließen Sie Ihre Augen und stellen Sie sich die schimmernden Herzen vor. Umkreisen Sie diese wie vorher dreimal mit Ihrer Nasenfeder. Der Kopf bewegt sich auch hierbei mit.

- Öffnen Sie Ihre Augen und gleiten Sie jetzt dreimal von links nach rechts über die waagerechte Speiche des Rades.

- Wiederholen Sie dieses wieder mit geschlossenen Augen dreimal.

- Öffnen Sie Ihre Augen und verfahren Sie so mit jeder einzelnen Radspeiche, je dreimal mit geöffneten und anschließend dreimal mit geschlossenen Augen, immer von links nach rechts.

- Bei der vertikalen Speiche üben Sie genauso, jedoch von unten nach oben.

Stecken Sie das Herzrad in Ihre imaginäre Reisetasche und holen Sie es bei allen möglichen Gelegenheiten wieder heraus.

Handlesetafel 1

1. Gehe ruhig & gelassen durch

2. Lärm und Hast & sei des Friedens eingedenk, den die Stille bergen kann.

3. Stehe soweit ohne Selbstaufgabe möglich in freundlicher Beziehung zu allen Menschen.

4. Äußere Deine Wahrheit ruhig & klar und höre anderen zu, auch den Geistlosen & Unwissenden; auch sie haben ihre Geschichte.

5. Meide laute & aggressive Menschen, sie sind eine Qual für den Geist.

6. Wenn Du Dich mit anderen vergleichst, könntest Du bitter werden & Dir nichtig vorkommen; denn immer wird es jemanden geben, größer oder geringer als Du.

7. Freue Dich Deiner eigenen Leistungen wie auch Deiner Pläne. Bleibe weiter an Deiner eigenen Laufbahn interessiert, wie bescheiden sie auch sei.

8. Sie ist ein echter Besitz im wechselnden Glück der Zeiten. In Deinen geschäftlichen Angelegenheiten lass Vorsicht walten; denn die Welt ist voller Betrug. Aber dies soll Dich nicht blind machen gegen gleichermaßen vorhandene Rechtschaffenheit. Viele Menschen ringen um hohe Ideale; und überall ist das Leben voller Heldentum.

9. Sei Du selbst, vor allen Dingen heuchle keine Zuneigung. Noch sei zynisch, was die Liebe betrifft; denn auch im Angesicht aller Dürre und Enttäuschung ist sie doch immerwährend wie das Gras.

10. Ertrage freundlich gelassen den Ratschluss der Jahre, gib die Dinge der Jugend mit Grazie auf. Stärke die Kraft des Geistes, damit sie Dich in plötzlich hereinbrechendem Unglück schütze. Aber beunruhige Dich nicht mit Einbildungen. Viele Befürchtungen sind Folge von Erschöpfung & Einsamkeit. Bei einem heilsamen Maß an Selbstdisziplin sei gut zu Dir.

11. Du bist ein Kind des Universums, nicht weniger als die Bäume & die Sterne; Du hast ein Recht, hier zu sein. Und ob es Dir nun bewusst ist oder nicht: Zweifellos entfaltet sich das Universum wie vorgesehen. Darum lebe in Frieden mit Gott, was für eine Vorstellung Du auch von ihm hast und was immer dein Mühen & Sehnen ist. In der lärmenden Wirrnis des Lebens erhalte Dir den Frieden mit Deiner Seele.

12. Trotz all ihrem Schein, der Plackerei & den zerbrochenen Träumen ist diese Welt doch wunderschön. Sei vorsichtig. Strebe danach, glücklich zu sein. (Aus der alten St. Paul's Kirche, Baltimore, von 1692.)

KLAR SEHEN

ENTSPANNUNG

BEWEGUNG

FARBE

LICHT

AUGE

SONNE

Handlesetafel 2

1. Ein Leben lang gut sehen.

2. Sehen heißt leben, wachsen, sich bewegen.

3. Klares Sehen stellt sich ein, wenn Augen und Geist entspannt sind.

4. Beim Sehen sind viele Teile von mir beteiligt. Mein Gehirn, Körper und Geist schaffen gemeinsam eine zusammenhängende sichtbare Welt voller Farbe und Bedeutung.

5. Ganz deutlich sehe ich die fernen Berge, deren Farbe von erdigem Rot zu Rosa, zu Violett wechselt, wenn die Sonne untergeht. Die Freude an Vielfalt und Schönheit der lebendigen Natur erhält mich jung und begeisterungsfähig.

6. Zwischen den wuchtigen Stämmen starker Tannen spannt sich ein weicher grüner Moosteppich. Pfifferlinge leuchten goldgelb, doch die Steinpilze verstecken sich unter ihren braunen Tarnkappen.

7. Im Sommer liege ich gerne im kniehohen Gras zwischen Glockenblumen, Klee und Wiesenschaumkraut. Glänzend gepanzerte Käfer und wendige Fliegen eilen summend ihren Geschäften nach. Ich kitzle die flauschigen Wolken am Himmel mit meiner Nasenfeder.

8. Die ersten feisten Tropfen fallen beschaulich und zeichnen ein Filigranwerk feinster Wasserläufe an die Scheiben. Doch bald klopft der Regen in immer schnelleren Rhythmen und morst feuchte Stakkatogrüße an mein Fenster.

9. Über den Stoppelfeldern vollführen lustige bunte Drachen ihre Flattertänze. Schwanzwackelnd reiten sie im Wind. Lassen sich unvermittelt fallen, steigen aus atemberaubendem Sturzflug wieder auf und gleiten winkend und nickend immer höher.

10. Ein aufgeschlossener, neugieriger Geist findet überall anregende, vergnügliche Abenteuer.

11. Freude am Sehen und unsere Phantasie schaffen ein harmonisches Leben.

PHANTASIE

KREATIV

SEHEN

BILD

OFFEN

AUGE

FARBE

SCHÖNHEIT

FREIHEIT

Kapitel V:

Fordern Sie Ihre Augen – aber überfordern Sie sie nicht!

Legen Sie so oft wie möglich Ihre Brille ab! Gewöhnen Sie sich an, wenn möglich, die Brille erst nach dem Frühstück aufzusetzen. Oder vielleicht sogar erst, wenn Sie das Haus verlassen.

Bitte überanstrengen Sie Ihre Augen dabei aber nicht. Sie spüren selbst, wie lange es Ihnen möglich ist, ohne Brille zu sein. Sie können mit kleinen Schritten anfangen und die Zeit immer weiter ausdehnen.

Legen Sie sich eine schwächere Übungsbrille zu!

Diese Brille am Anfang nicht zum Autofahren benutzen.

Erwarten Sie bitte nicht, dass Sie am Anfang mit der Übungsbrille genauso gut sehen wie mit Ihrer aktuellen Brille. Erlauben Sie sich und Ihren Augen, mit der Übungsbrille weicher (etwas verschwommener) zu sehen. Ihre Augen brauchen Zeit, um ihre Sehfähigkeit wieder zu verbessern. Aber besseres Sehen kann sich nicht zeigen, wenn Sie immer wieder Ihre starke Brille aufsetzen.

Ich empfehle Ihnen die Stärke für eine Übungsbrille um 0,5 Dioptrien zu reduzieren. Sie brauchen dazu nicht zum Augenarzt zu gehen! Gehen Sie zu Ihrem Optiker und verlangen Sie eine um 0,5 Dioptrien schwächere Übungsbrille. Er kann Ihnen auch eine Rechnung für Ihre Privatkasse ausstellen. Lassen Sie sich nicht verunsichern und gehen Sie notfalls zum nächsten Optiker.

Berücksichtigen Sie alle Bedürfnisse Ihrer Augen. Vielleicht ist es Ihnen dann bald möglich, mit der Übungsbrille wieder klar zu sehen.

Setzen Sie sich keinesfalls zeitmäßig unter Druck, wann die 100%ige Sehfähigkeit mit der Übungsbrille erreicht sein soll. Druck erzeugt nur Gegendruck und das beeinflusst wiederum die Sehfähigkeit.

Erlauben Sie Ihren Augen immer wieder Erfrischung und Entspannung!

Tipps zur Erfrischung und Entspannung zwischendurch: Machen Sie die Augenübung „Palmieren“ so oft wie möglich. Zur Erfrischung bespritzen Sie Ihre geschlossenen Augenlider öfter am Tag über dem Waschbecken mit kaltem Wasser. Abends, zur Entspannung vor dem Schlafengehen, machen Sie dasselbe mit warmem Wasser.

Befeuchten Sie Ihre geschlossenen Augenlider zwischendurch mit Speichel. Dies ist sehr erfrischend und wirkt gut gegen trockene Augen.

Haben Sie Fragen oder Wünsche?

Brauchen Sie fachkundige Auskunft oder Hilfe? Dann schreiben Sie mir oder rufen Sie mich an! Viel Spaß und Erfolg beim Üben und viele schöne Augen-Blicke!

Herzlichst

Ihre
Isolde Schraufstetter

Augenschule Erding
Schäfflerstraße 21
85435 Erding
Tel. 08122 / 9 38 28
info@augenschule-ed.de
www.augenschule-ed.de

Die AugenWeide Übungsbrille

-eine Weiterentwicklung der so genannten Raster- oder Lochbrille-

Ein fantastisches Trainingsgerät für Ihre Augen

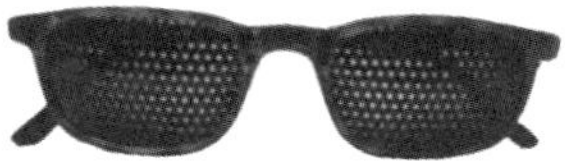

So wirkt die Übungsbrille auf Ihre Augen:
Die Übungsbrille regt die Augen zu sehr schnellen (saccadischen) Bewegungen an. Dadurch bewirkt die Übungsbrille:

- gute Beweglichkeit der Augen
- Verbesserung der Sehfähigkeit
- gute Wahrnehmung
- positives Farbempfinden,
- höhere Lichttoleranz der Augen.

Die AugenWeide Übungsbrille ist für jede Art von Fehlsichtigkeit gut geeignet.

So benützen Sie die Übungsbrille richtig:
Am Anfang ist es gut, die Übungsbrille öfter am Tag nur 5 Minuten zu tragen. Diese Tragezeit können Sie täglich steigern, so wie es für Ihre Augen angenehm ist. Wenn Sie die Brille gewöhnt sind, können Sie die Tragezeit auf bis zu 4 Stunden ausdehnen.

Bei welcher Gelegenheit tragen Sie die Übungsbrille?
Sie können die Übungsbrille tragen :
Zum Lesen (nur mit zusätzlicher Leselampe, die das Schriftstück ausleuchtet),
Beim Fernsehen und am Bildschirm (hier genügt die Helligkeit des Bildschirms),
im Kino und im Freien bei Sonnenschein.

Drei Modelle der AugenWeide Übungsbrille stehen Ihnen zur Verfügung:

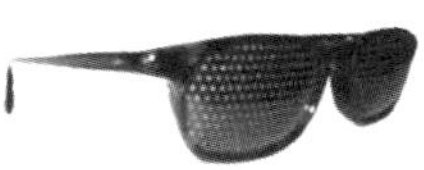

Modell Nr. 1103
Lieferbar in den Farben:
havanna (braun gefleckt)
dunkelblau

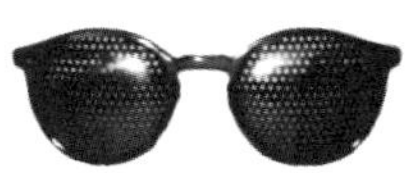

Modell Nr. 1102
Lieferbar in den Farben:
schwarz, kristall,
dunkelrot, havanna

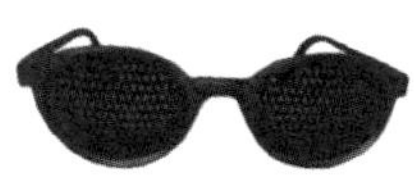

Modell Nr. 1745
Lieferbar in den Farben:
dunkelrot, dunkelgrün
havanna (braun gefleckt)

Jedes Modell der AugenWeide Übungsbrille kostet 69.-- €.

eyeness
wellness for your eyes

Zu bestellen bei:
Augenschule Erding
Schäfflerstraße 21 85435 Erding
Tel. 08122 / 9 38 28
info@augenschule-ed.de www.augenschule-ed.de

Für Ihre Notizen

Für Ihre Notizen

Für Ihre Notizen

Für Ihre Notizen

Für Ihre Notizen

Für Ihre Notizen

Impressum
Meine kleine Augenschule: Augen auf, Brille ab –
Machen Sie Ihre Augen fit
mit Augentraining und Entspannung
2. Auflage, 2008

Layout und Satz: DTP & Grafik, B. König, Moosburg
Redaktion: Isolde Schraufstetter (v. i. S. d. P.)
Druck: Druck Verlag Kettler, Bönen/Westfalen
ISBN-13 978-3-932017-32-2
ISBN-10 3-932017-32-3
www.fid-gesundheitswissen.de

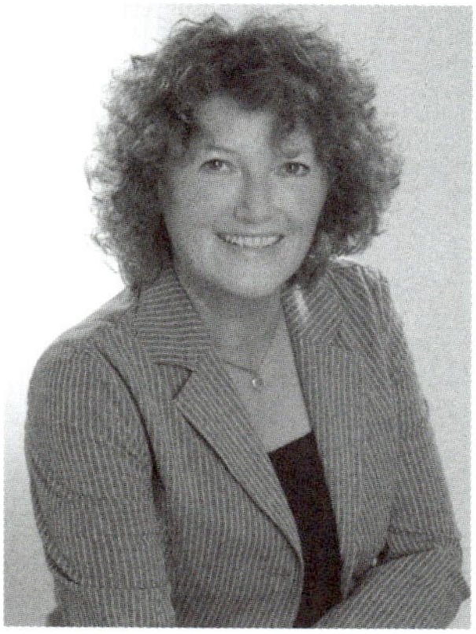

Isolde Schraufstetter, *Expertin für ganzheitliches Sehen*

Augentrainerin und Augenkinesiologin mit Diplom

Herzlich willkommen zum Augentraining mit *Meine kleine Augenschule*

Wollen Sie vorbeugend Ihren Augen etwas Gutes tun?

Leiden Sie unter angespannten, geröteten, müden oder unbeweglichen Augen?

Sind Sie kurzsichtig, weitsichtig oder altersweitsichtig?

Liegt bei Ihren Augen eine Hornhautverkrümmung (Astigmatismus) vor?

Möchten Sie trotzdem gerne wieder besser sehen oder sogar Ihre Brille loswerden?

Dann sind Sie hier bei *Meine kleine Augenschule* goldrichtig!

Ich lade Sie ein, mit *Meine kleine Augenschule* Ihre Augen und deren Bedürfnisse besser kennen zu lernen.

Wichtig: Arbeiten Sie mit den beiliegenden Übungskarten erst, nachdem Sie die Broschüren durchgelesen haben.

Inhalt

Kapitel I: Ihre Brille muss kein Schicksal sein!

Kapitel II: Der Sehvorgang

Kapitel III: So entstehen Fehlsichtigkeiten

Kapitel I:

Ihre Brille muss kein Schicksal sein!

Immer mehr Menschen – mittlerweile ca. 70 % der Europäer – leiden unter den Einschränkungen ihrer Sehkraft. Darunter befinden sich auch immer mehr Kinder.

Die Augen sowie der ganze Mensch werden heutzutage enorm belastet durch Bildschirmarbeit, Fernsehen, Stress und die ansteigende Geschwindigkeit in allen Lebensbereichen.

Brillen und Kontaktlinsen werden dann schnell verordnet, um wieder richtig und gut zu sehen.

Dabei sind Brillen und Kontaktlinsen im Grunde nur eine Krücke, die die Fehlsichtigkeit der Augen nicht beheben kann.

Durch *Meine kleine Augenschule* werden Sie feststellen, dass die Krücke Brille bzw. Kontaktlinsen kein Schicksal sein muss!

Sie werden feststellen, wie wohltuend und entspannend Augenübungen sind. Es lohnt sich für Sie und Ihre Augen, genau hinzuschauen, was Ihre Augen wirklich brauchen.

Ihre Augen sind eines Ihrer wertvollsten Sinnesorgane

Unsere Augen sind die Verbindung zur äußeren Welt und gleichzeitig zu unserer Seele. Alle sichtbaren Eindrücke, die wir wahrnehmen, erreichen uns über unsere Augen.

Diese Eindrücke verbinden wir über das Gehirn mit all unseren sehr individuellen subjektiven Erfahrungen und Gefühlen.

Das bedeutet, dass jeder Mensch einzigartig sieht und die Welt aus seiner ganz eigenen Sicht wahrnimmt.

Wussten Sie, dass nur 10 % des Sehens über die Augen stattfindet und 90 % über das Gehirn?

Der Vorgang des Sehens selbst ist, wenn man es zulässt, eine Handlung der Gesamtheit von Körper, Geist und Seele.

Anfang des Sehtrainings

Der New Yorker Augenarzt Dr. William Bates war ein alternativer Pionier auf dem Gebiet der Medizin. Er machte vor fast 100 Jahren unkonventionelle Studien mit seinen Augenpatienten und hat festgestellt, dass unsere Augen sehr wohl in der Lage sind, sich wieder zu regenerieren, auch wenn die Fehlsichtigkeit schon fortgeschritten ist.
Aufgrund seiner Arbeit mit vielen Patienten kam er zu dem

Schluss, dass es sich bei den meisten Fehlsichtigkeiten um funktionelle Störungen handele, die durch falsche Sehgewohnheiten noch verstärkt werden. Damit gekoppelt sei immer eine Anstrengung und Verspannung im Kopf und Augenbereich.

Dr. Bates stellte fest, dass sich die vorhandenen Verspannungen weiter auf den Körper und den mentalen Bereich auswirken. Das heißt, dass der ganze Mensch beeinträchtigt ist, wenn eine Fehlsichtigkeit vorliegt.

Dr. Bates entdeckte auch, dass vorhandene Spannungszustände durch geeignete Übungen beseitigt werden können. Sobald dies erreicht war, das heißt, sobald die Patienten gelernt hatten, Auge und Gehirn entspannt zu benutzen, besserte sich das Sehvermögen und die Funktionen des Auges normalisierten sich.

Ganzheitliches Augentraining wirkt immer psychisch und physisch

Eine Verbesserung der Funktion geht immer mit einer Verbesserung der organischen Struktur einher. Dies ist ein allgemein bekanntes physiologisches Prinzip. Wie bereits Dr. Bates herausfand, macht das Auge dabei keine Ausnahme. Dr. Bates hat bis zu seinem Tod 1931 viele Sehlehrer ausgebildet, um seine Methode zu verbreiten. Die Augentrainingsmethoden haben sich seither immer mehr entwickelt und verbessert.

Mithilfe des Augentrainings steht Ihnen eine ganzheitliche Methode zur Verfügung, um Ihr vorhandenes Sehpotenzial voll auszuschöpfen. Diese Methode beschränkt sich nicht nur auf die physische, sondern auch auf die psychische Ursache der Fehlsichtigkeit.

Schenken Sie Ihren Augen die wohltuende Wirkung ganzheitlichen Augentrainings

Augentraining hat sich, wo immer angewandt, nur positiv ausgewirkt. Wichtig ist dabei auch, unsere Glaubensmuster zu ändern und uns gutes, klares Sehen vorstellen zu können. Leider sind die heutigen Schulmediziner und Augenoptiker zum großen Teil immer noch der Meinung, dass Fehlsichtigkeiten nur durch Sehhilfen oder Lasern zu beheben seien. Aus diesem Grund ist Augentraining allgemein leider immer noch sehr unbekannt.

Durch *Meine kleine Augenschule* haben Sie nun eine Möglichkeit in der Hand, selbst zu erfahren, wie wohltuend und wirkungsvoll Augentraining für Sie und Ihre Augen ist.

Kapitel II:

Der Sehvorgang

Auf welchen Pfaden das Gehirn die Eindrücke, die durch unsere Augen kommen, verarbeitet, ist heutzutage weitestgehend erforscht. Was allerdings immer noch ein Rätsel bleibt: Wie aus den einzelnen Teilen das Bild entsteht, das wir sehen.

> Durch Augentraining und Augenentspannung kann über die Augenmuskeln bereits ein besseres Sehen entstehen.

Ich möchte Ihnen hier den Sehvorgang und die Funktionen Ihrer Augen vorstellen.

Dadurch sind Sie auch beim Augenarzt und Optiker besser vorbereitet und können selbstverantwortlich mitbestimmen.

So ist Ihr Auge aufgebaut

Der Augapfel ist kugelförmig und von drei Augenhäuten umgeben, nämlich Lederhaut, Aderhaut und Netzhaut.

Im vorderen Teil des Auges wird die Lederhaut teilweise von der Bindehaut überzogen und geht dann in die Hornhaut über.

Das Auge im Längsschnitt

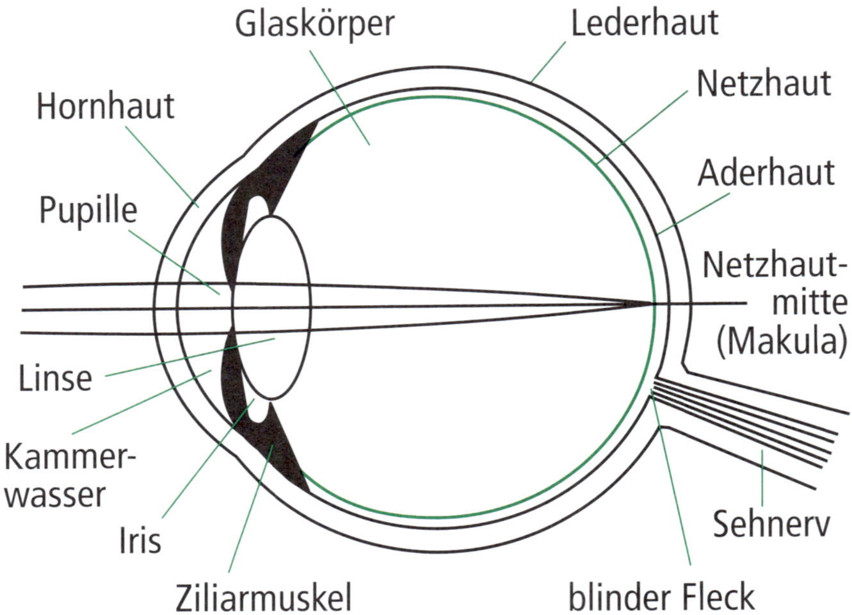

Die Aderhaut enthält die Blutgefäße und viele Pigmentzellen. Am vorderen Teil schließt sich der Ziliarkörper mit den Ziliarmuskeln und der Regenbogenhaut (Iris) an.

Die innere Schicht der Augenhäute ist die Netzhaut mit den Sehzellen, den Stäbchen und den Zäpfchen. Im Augeninneren befinden sich das Kammerwasser, die Linse und der Glaskörper.

Die Augen liegen – eingebettet in weiches Fettgewebe – in den knöchernen Augenhöhlen. Sechs Muskeln umgeben jedes Auge. Es sind vier gerade und zwei schräge Augenmuskeln vorhanden. Diese äußeren Augenmuskeln sorgen dafür, dass sich das Auge in alle Richtungen bewegen kann.

Die äußeren Augenmuskeln

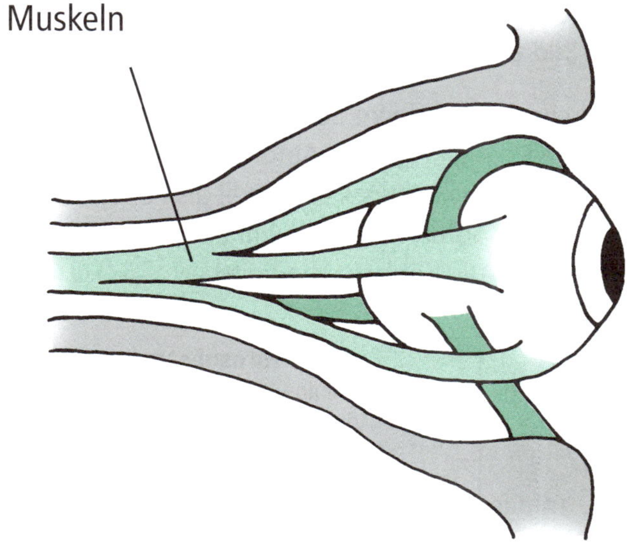

Diese äußeren Augenmuskeln sorgen dafür, dass sich das Auge in alle Richtungen bewegen kann.

Anspannungen oder Erschlaffung dieser Augenmuskeln stehen oft in engem Zusammenhang mit Fehlsichtigkeiten.

Neurowissenschaft: Wie entsteht ein Bild im Kopf?

Diese Höchstleistung des Gehirns verstehen die Forscher erst in Ansätzen.

Um visuelle Informationen auszuwerten, durchläuft ein Bild zahlreiche Verarbeitungsschritte. Schon die Netzhaut sortiert das Gesehene nach einem groben Raster. Haben die Nervensignale die Sehzentren im Großhirn erreicht, widmen sich dort einzelne Gruppen von grauen Zellen speziellen Eigenschaften – etwa Farbe, Form oder Bewegung. Einflüsse aus anderen Arealen „färben" das Bild zusätzlich ein. Auf welchen Pfaden das Gehirn diese Eindrücke verarbeitet, haben Forscher weitgehend aufgeklärt. Eines allerdings ist bis heute rätselhaft: wie aus den Teilen das Bild entsteht, das wir sehen.

Ein Beispiel: Ein Junge rennt hinter einem Ball her, vom Gehsteig direkt auf die Straße. Im Bruchteil einer Sekunde hat der Autofahrer die Gefahr erkannt: Er bremst. Wie hat der Mann die weiße Kugel so schnell als Fußball und den roten Fleck als Sweat-Shirt erkannt? Sofort schoss es ihm durch den Kopf: Das ist der Nachbarsjunge, der mir da vor die Kühlerhaube läuft!

Arbeitsteilung im Gehirn:
Nervenzellen in der Sehrinde analysieren das Bild auf bestimmte Merkmale hin.
Farben: Bestimmte Farben erzeugen in manchen Nervenzellen ein sehr starkes Signal.
Bewegung: Andere Hirnareale erkennen besonders gut Richtung und Geschwindigkeit, nicht aber die Farbe.
Formen: Durch den Vergleich mit Bekanntem identifiziert das Gehirn das Objekt z. B. als Auto.

Graue Hirnsubstanz
Wenige Millimeter dicke Schicht, in der die Zellkörper liegen.

Weiße Hirnsubstanz
Enthält Nervenfasern für den Signalaustausch.

Sehrinde
Die Empfangsstation im Großhirn bearbeitet das Bild zunächst ortsgetreu – also wie auf der Netzhaut abgebildet. Nachgeordnete Sehzentren zerlegen es dann in einzelne Aspekte (siehe Kasten links).

Geistiger Kraftakt: Das Erkennen von Gesichtern

Nach der ersten Bearbeitung in der „primären" Sehrinde (links unten) vermischen sich visuelle Eindrücke zunehmend mit Emotionen, Erinnerungen und vielen anderen Einflüssen. Um beispielsweise ein Gesicht frontal zu erkennen, müssen graue Zellen vor allem im Schläfenbereich (Grafik: unterer Pfeil) arbeiten; andere Spezialisten sind auf Profil-Ansichten geeicht.

Netzhaut (Retina)

Lichtempfindliche Zellen in der Netzhaut erkennen das Motiv seitenverkehrt und überkopf. Nachgeschaltete Nervenzellen bearbeiten das Bild, indem sie etwa den Hell-Dunkel-Kontrast verstärken oder nur auf Objekte in einer bestimmten Bewegungsrichtung ansprechen.

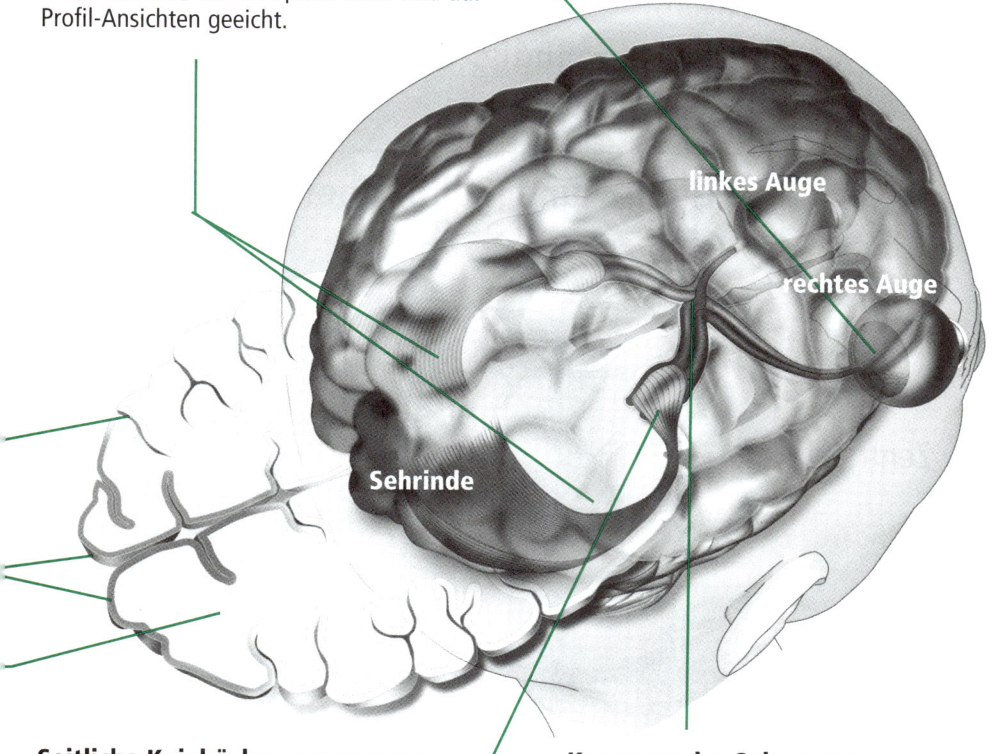

Seitliche Kniehöcker

Diese Schaltstellen bestehen aus je sechs Zellschichten, die beispielsweise auf Formen, Farben, Bewegung oder Lage eines Objekts im Raum spezialisiert sind. Auch andere Hirnregionen sind mit diesen Strukturen verbunden und regulieren den Informationsfluss.

Kreuzung der Sehnerven

Etwa eine Million Nervenfasern verlassen – zum Sehnerv gebündelt – jedes Auge. Wo sich die beiden Stränge kreuzen, gruppieren sich die Nerven neu; Visuelle Eindrücke aus dem jeweils linken Gesichtsfeld (rot) werden in die rechte Gehirnhälfte weitergeleitet und umgekehrt.

So funktioniert Ihr Auge

Das einfallende Licht wird gebrochen durch die Hornhaut, das Kammerwasser, die Linse und den Glaskörper. Das Licht trifft dann seitenverkehrt und auf den Kopf gestellt auf die Sehzellen der Netzhaut.
Die Stäbchen (ca. 75 bis 120 Millionen) sind für das Schwarz-Weiß-Sehen zuständig, die Zapfen (etwa 3,5 bis 6 Millionen) für das Farbensehen.

Gehirn und Sehbahnen

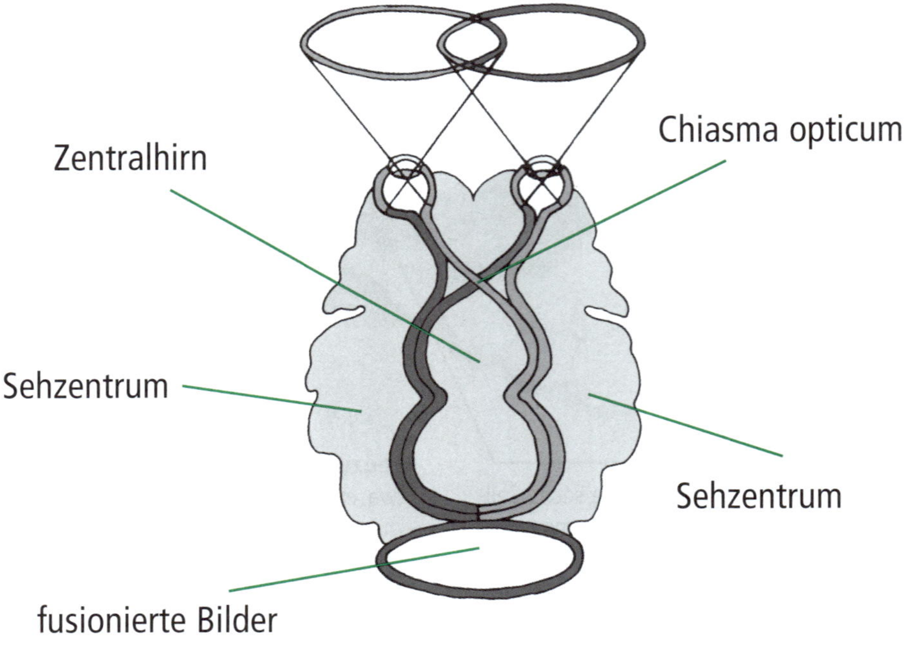

Die Stelle des schärfsten Sehens ist die Sehgrube (Fovea zentralis). Hier befinden sich etwa 150.000 Zäpfchen. Die Lichtstrahlen, die ins Auge eintreten, müssen genau hier auftreffen, um als scharfes Bild wahrgenommen zu werden.

Auf der Netzhaut werden die optischen Reize in Nervenimpulse umgesetzt und über die Sehnerven zum Sehzentrum im Gehirn weitergeleitet. Das Sehzentrum befindet sich am Hinterkopf, an der Schädelbasis, wo das eigentliche Sehen stattfindet.

So entsteht für jeden Menschen eine ganz eigene Wahrnehmung, eine eigene Sicht der Dinge und des Lebens.

Sehen heißt:
Energie, Lebendigkeit
Sehen heißt:
Aufmerksamkeit, Fantasie

Kapitel III:

So entstehen Fehlsichtigkeiten

Gutes Sehen ist für uns alle sehr wichtig. Sobald das Sehen unscharf oder gestört ist, die Augen brennen, jucken oder andere Beschwerden auftreten, fühlen wir uns sehr in unserer Lebensqualität beeinträchtigt.

Fehlsichtigkeiten treten sehr oft schon im Kindesalter auf. Diese vielleicht nur vorübergehend schwache Sicht wird in der Regel mit einer Brille oder Kontaktlinsen „korrigiert".

Dieses hat meist zur Folge, dass sich die Fehlsichtigkeit in den Augen manifestiert. Viele Menschen kommen von der Brille, die eigentlich nur eine Krücke ist, nicht mehr los.

Zu Fehlsichtigkeiten, die von der Medizin nicht als Krankheit eingestuft werden, zählen:

- Kurzsichtigkeit (Myopie)
- Weitsichtigkeit (Hyperopie)
- Hornhautverkrümmung (Astigmatismus)
- Altersbedingte Weitsichtigkeit (Presbyopie)

Kurzsichtigkeit (Myopie)

Dies ist die am häufigsten vorkommende Sehschwäche. Gegenstände in der Nähe werden scharf wahrgenommen. Je weiter der Gegenstand entfernt ist, desto verschwommener wird das Sehen. In der Regel ist der Augapfel zu lang. Es handelt sich dabei um Millimeter. In diesem Fall haben die parallel einfallenden Strahlen den Brennpunkt vor der Netzhaut, statt direkt auf der Netzhaut. Dadurch wird das Sehen in der Ferne unscharf.

Kurzsichtig – der Augapfel ist zu lang

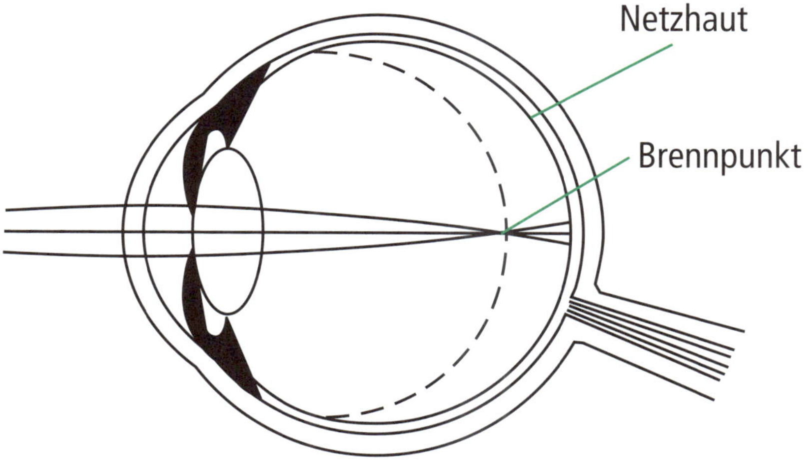

Der Brennpunkt liegt vor der Netzhaut

Weitsichtigkeit (Hyperopie)

Kinder kommen weitsichtig zur Welt. Erst mit der Entwicklung des Kindes – das kann bis zum Alter von 10 bis 12 Jahren dauern – bildet sich die Weitsichtigkeit zurück.

Der Augapfel ist beim Weitsichtigen zu kurz. Der Brennpunkt des einfallenden Lichts befindet sich hinter der Netzhaut statt auf der Netzhaut.

Weitsichtig – der Augapfel ist zu kurz

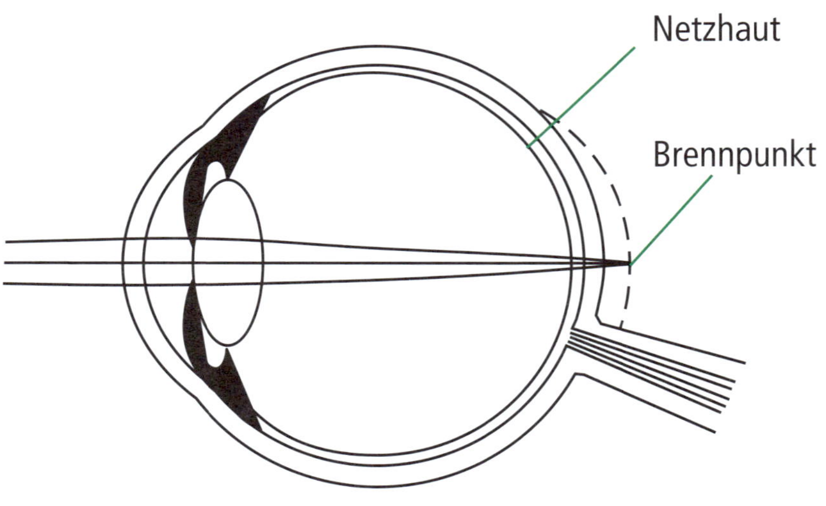

Der Brennpunkt liegt hinter der Netzhaut

Hornhautverkrümmung (Astigmatismus)

Diese Art von Fehlsichtigkeit tritt oft in Verbindung mit Kurzsichtigkeit auf und ist eine unregelmäßige Krümmung der Hornhaut.

In den meisten Fällen ist die normalerweise gleichmäßig kuppelartig geformte Hornhaut zu weit in die Länge oder Breite gezogen, wodurch die einfallenden Lichtstrahlen so auf der Netzhaut auftreffen, dass leicht verschobene Umrisse des Bildes erzeugt werden. In selteneren Fällen liegt eine Linsenverkrümmung vor. Die Hornhautverkrümmung des Auges kann sich sehr schnell verändern oder aufheben und hat oft mit Stress und starker Anspannung zu tun.

Hornhautverkrümmung

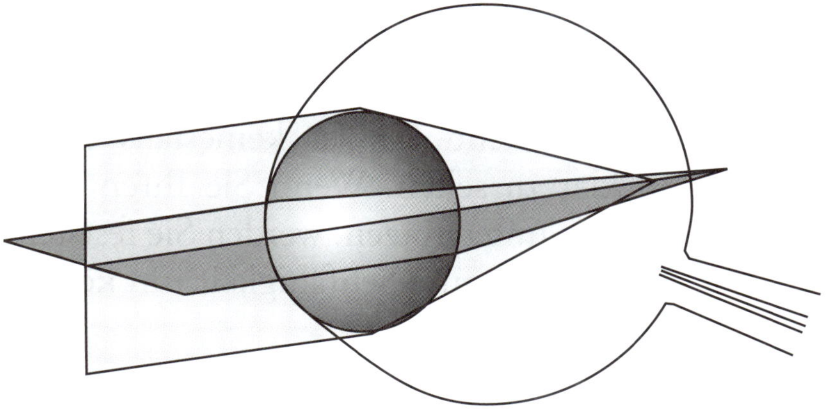

Durch die Verkrümmung der Hornhaut gibt es keinen Brennpunkt, also kein scharfes Bild auf der Netzhaut

Altersbedingte Weitsichtigkeit (Presbyopie)

Diese Weitsichtigkeit beginnt oft ab dem 40. Lebensjahr. Dabei sieht man in der Ferne weiterhin klar. Je näher der Gegenstand oder das zu Lesende kommt, desto unschärfer wird das Bild.

Der Augapfel ist bei der Altersweitsichtigkeit normal geformt. Jedoch die Linse und die sie bewegenden Ziliarmuskeln sind unbeweglicher geworden und dadurch kann in der Nähe nicht mehr richtig fokussiert werden.

Die Sehkraft optimieren

Bei allen vorgenannten Fehlsichtigkeiten unterstützt Sie *Meine kleine Augenschule*, Ihre Sehkraft optimal zu entfalten und Ihre Augen zu entspannen.

Die Sehfähigkeit ist entsprechend des körperlichen Zustandes sehr schwankend. Es ist keinesfalls normal, jederzeit gut und klar zu sehen. Wenn Sie Ihren Körper und die Augen positiv unterstützen, werden Sie feststellen, dass Sie selbst viel für eine gute Sehfähigkeit tun können.

Operative Möglichkeiten zur Behebung der Fehlsichtigkeiten: Augenlasern

Seit längerer Zeit wird das Augenlasern zur Behebung der Kurzsichtigkeit angewandt. In Amerika gibt es diese Methode schon über 20 Jahre. Momentan ist auch in Deutschland ein regelrechter Boom auf diese Methode angelaufen. Durch entsprechend viel Reklame wird ständig auf das Augenlasern aufmerksam gemacht.

Bei dieser Methode wird die Hornhaut durch Lasern abgeflacht, um den Augapfel zu verkürzen. Da sich die Lasermethoden immer wieder verändern, ist eine Langzeitwirkung noch nicht ersichtlich.

Ich möchte Ihnen von dieser Methode abraten. Es darf nicht außer Acht gelassen werden, dass dabei willkürlich gesundes Gewebe zerstört und entfernt wird.
Durch Lasern an der Hornhaut entstehen Vernarbungen. Immer wieder kommen Patienten zu mir, die nach Lasern der Augen über Vernarbungsbeschwerden klagen. Auch muss der Patient nach dem Lasern damit rechnen, dass nachts das Sehen schwierig ist. Dies kann bis zu Nachtblindheit führen.

Die Gefahren des Laserns aus ganzheitlicher Sicht

Lasern ist ein drastischer Eingriff und behebt nicht die Ursache der Kurzsichtigkeit. Hinter jeder Art von Fehlsichtigkeit stehen erfahrungsgemäß ungelöste Probleme physischer oder/und psychischer Art. Das Sehen ist immer auch mit Emotionen verbunden.

Deshalb ist es möglich, dass die Kurzsichtigkeit unbewusst als emotionaler Schutzmechanismus benutzt wird. Man befasst sich gerne mit „Überschaubarem in der Nähe". Vieles, auch die unmittelbare oder weiter entfernte Zukunft, kann Angst auslösen. Um sich der Angst nicht aussetzen zu müssen, wird dies ins Unterbewusste verdrängt. Die Augen sehen in diesem Fall nur in der Nähe gut und reagieren damit kurzsichtig.

Wenn die Kurzsichtigkeit also als so genannter Schutzmechanismus eingesetzt wird, wird dies durch die Laseroperation aufgehoben und der Patient ist plötzlich gezwungen, auch in der Ferne gut zu sehen. Daraus können sich womöglich verschiedenartige psychische Probleme ergeben.

So sollten Sie einen Sehtest durchführen

Einen Sehtest macht man bei einem Augenarzt oder Optiker. Die Messung der Sehkraft findet dabei unter sehr unnatürlichen Umständen statt.

Die Sehtafel beim Augenarzt oder Optiker befindet sich meist in einem dunklen Raum und ist grell angestrahlt.

Sie müssen in der Regel durch einen großen Apparat sehen, der allein oft schon Stress verursacht.

Durch oft schlechte Sitzhaltung und Abknicken der Halswirbelsäule wird das Sehzentrum ungenügend durchblutet. Dreidimensionales Sehen wie im normalen Leben ist hier nicht möglich. Man konzentriert sich auf die Lesetafel und hält dabei womöglich noch die Luft an. Durch all diese Umstände kann sich die Sehkraft augenblicklich verschlechtern.

In der Regel erhalten Sie dann ein Rezept für eine stärkere Sehhilfe. Wundert Sie das?

Mein Tipp:

- Zum Ausmessen der Sehfähigkeit nur in entspanntem Zustand zum Augenarzt oder Optiker gehen.
- Atmen Sie während des Ausmessens bewusst und entspannt! Blinzeln Sie oft, damit die Hornhaut befeuchtet wird.
- Verlangen Sie vom Arzt oder Optiker, dass er sich für Sie und das Ausmessen Ihrer Augen Zeit nimmt.
- Die beste Zeit, um die Sehfähigkeit auszumessen, ist der Vormittag, wenn Sie ausgeschlafen sind.

Wenn Sie krank waren, warten Sie mit dem Sehtest mindestens zwei Wochen!

Am besten holen Sie sich zwei voneinander unabhängige Messergebnisse und nehmen den Mittelwert in Absprache mit Ihrem Optiker.

Denken Sie daran, dass Ihre Sehfähigkeit sehr von Ihrer jeweiligen Verfassung abhängig ist und sehr schwanken kann.

Gehen Sie liebevoll mit Ihren Augen um

Beobachten Sie mal, wie es Ihren Augen den ganzen Tag lang geht. Morgens, beim Aufwachen, öffnen wir die Augen und erst abends, zum Schlafen, schließen wir sie wieder. Zwischenzeitlich haben die Augen den ganzen langen Tag viel zu tun, meistens sind die Augen auf nahe Objekte (Schreibtisch, Bildschirm, Schultafel, Projektor) gerichtet. Durch die Konzentration verringern sich die Lidschläge, die Hornhaut wird trocken.

Falls Sie Brillenträger sind, sind Ihre Augen und Ihr Gehirn gezwungen, mit den in den Gläsern vorhandenen Korrekturen zurechtzukommen. Zusätzlich wird die Beweglichkeit der Augen durch die Brille sehr eingeschränkt. Durch die oft starre Körperhaltung wird die Durchblutung der Augen vom Sehzentrum am Hinterkopf her nicht genügend gewährleistet.

Am Abend, nach der Arbeit, sind die Augen oft verständlicherweise müde und überanstrengt. Aber selbst dann dürfen die Augen in der Regel nicht ausruhen. Der Körper darf oft relaxen, die Augen werden weiter beansprucht durch Fernsehen, Lesen, Bildschirmarbeit.

Gönnen Sie Ihren Augen zwischendurch immer wieder mal eine Ruhepause, indem Sie sie schließen und entspannen lassen.

Kapitel IV:

Meine eigene Sehgeschichte

Mein Beruf als Augentrainerin und Augenkinesiologin hat sehr viel mit meinen eigenen Augen zu tun. Ab der 3. Schulklasse wurde meine Sehkraft immer schwächer und ich konnte die Buchstaben und Zahlen an der Tafel nicht mehr lesen. Dazu muss ich sagen, dass wir 40 Schüler waren und ich in der hintersten Bank saß.

Außerdem war Schule für mich viel weniger interessant als meine eigene Phantasie und ich war sehr unaufmerksam. Ich bekam eine Brille für meine Kurzsichtigkeit und fühlte mich dadurch sehr behindert. Auch war ich dem Spott meiner Mitschüler ausgesetzt.

Mein Augenarzt und der Optiker erklärten mir, dass ich die Brille immer tragen müsse, da sich sonst meine Sehkraft noch mehr verschlechtern würde. Doch Jahr für Jahr erhielt ich stärkere Brillengläser. Mit 28 Jahren war ich bei einer Brille mit -8,0 und -9,0 Dioptrien und beidseitig -1,5 Hornhautverkrümmung gelandet. Ohne Brille hatte ich das Gefühl, ich sehe so gut wie nichts mehr. Dies löste auch immer wieder große Ängste in mir aus.

Der Zufall spielte mir das Buch in die Hände „Sehen wie ein Adler“. Anhand dieses Buches trainierte und entspannte ich meine Augen und trug im Alltag eine schwächere Übungsbrille, um die Sehfähigkeit der Augen zu stärken. Nach einigen Wochen schon sah ich mit der schwächeren Übungsbrille wieder klar. Nachdem sich meine Kurzsichtigkeit über lange Zeit (vom 9. bis zum 35. Lebensjahr) immer weiter verschlechterte, gab ich meinen Augen auch die Zeit, sich wieder zu regenerieren.

Durch Augentraining, Augen- und Körperentspannung, gesunde Lebensweise und Auflösen der bereits vorhandenen Blockaden habe ich es heute erreicht, dass ich im Alltag völlig ohne Brille auskomme. Nur beim Autofahren benütze ich noch eine Brille mit -1,5 Dioptrien. Auch die Altersweitsichtigkeit, die ja angeblich ab dem 40. Lebensjahr beginnt, ist bei mir nicht eingetreten.

Meine ständigen Sehverbesserungen waren eine große Freude für mich und ich hatte das Bedürfnis, diese Möglichkeiten zum guten Sehen an viele Menschen weiterzugeben.

Vor zwölf Jahren habe ich meine Ausbildung zur Augentrainerin und Augenkinesiologin mit Diplom abgeschlossen und seit dieser Zeit arbeite ich in meiner eigenen Praxis mit Einzelsitzungen und Augenseminaren.

Mittlerweile weiß ich, dass es keine Art von Fehlsichtigkeit gibt, die nicht wieder rückgängig zu machen ist oder bei der zumindest keine weitere Verschlechterung mehr eintritt.

Habe ich Ihnen Mut gemacht?

Dann vergessen Sie Gedankenmuster und Glaubenssätze wie:

- Wenn ich die Brille abnehme, bin ich blind wie ein Huhn.
- Ohne Brille sehe ich nichts!
- Ohne Brille kann ich mir gutes Sehen nicht mehr vorstellen.
- Die Brille gehört mittlerweile schon zu mir.
- Ich habe schlechte Augen.

Nehmen Sie neue Gedankenmuster zum guten Sehen an:

- Ich kann mir klares Sehen ohne Brille wunderbar vorstellen!
- Gutes Sehen ohne Brille ist ganz leicht!
- Ich akzeptiere auch mal verschwommenes Sehen!
- Es ist mein Geburtsrecht, gut zu sehen!
- Ich gebe meinen Augen Zeit, um Schritt für Schritt wieder gut zu sehen.

Was ist Augenkinesiologie?

Kinesiologie (kinesis und logos) bedeutet übersetzt: Lehre der Bewegung. Auch hier ist Körperbewegung wieder ein wichtiger Aspekt. Unser Körper verfügt über ein eigenes Rückmeldesystem. Unsere Muskeln reagieren auf unser Leben, indem sie bei negativen Erlebnissen schwach sind und bei Positivem stark.

Mal angenommen, wir erhalten eine negative Nachricht, z. B. die Nachricht über einen Unfall eines nahe stehenden Menschen. Als Erstes werden die Muskeln schwach, wir müssen uns hinsetzen oder anlehnen. Bei einer positiven Nachricht spüren wir förmlich, wie wir stark werden, und keinerlei Schwäche ist bemerkbar.

Dieses Rückmeldesystems des Körpers über die Muskeln können wir uns nutzbar machen, indem wir den Körper verbal befragen und eine Antwort über die Muskeln (schwach oder stark) erhalten. Zum Testen nimmt der Kinesiologe in der Regel die Arme des Patienten. Dieses nennt sich Muskeltest.

Jede Erfahrung in unserem Leben wird im Körper subjektiv gespeichert. Bei meiner kinesiologischen Arbeit ist es über den Muskeltest möglich, die Ursachen der vorhandenen Sehschwächen ausfindig zu machen. Blockaden und Störungen können über sanfte Korrekturen aufgehoben werden. Zusätzlich zum Augentraining ist dies eine unterstützende und begleitende Arbeit, um wieder gutes Sehen zu erlangen.

Kapitel V:

Voraussetzungen für gutes Sehen

Ein gesundes Gleichgewicht zwischen Bewegung und Entspannung des Körpers und der Augen, entspannte Schulter- und Nackenmuskulatur, um die Durchblutung der Augen und des Sehzentrums zu gewährleisten, abwechslungsreiche, möglichst naturbelassene Ernährung, viel natürliches Licht und Sonne, psychische Ausgeglichenheit, gesunde Vorstellungskraft, entspannte Atmung.

Atem und Sehen

Ihre Augen brauchen genauso viel Sauerstoff wie Ihr Herz. Demzufolge ist es logisch, auch Ihrem Atem die Aufmerksamkeit zu schenken, um dadurch gutes Sehen zu unterstützen.

In meiner Praxis habe ich einen 7-jährigen Jungen gebeten, die Buchstaben auf der Augenlesetafel vorzulesen. Sein Vater war bei der Sitzung dabei und war sehr aufgeregt, da der Junge laut Augenarzt sehr schlecht sah. Der Junge konnte auch bei mir auf der Lesetafel aus 4 m Entfernung nicht mal die größten Buchstaben lesen.

Ich legte dem Jungen zur Beruhigung die Hände auf den Solarplexus und den Rücken und bat ihn, ganz entspannt zu atmen. Ich sagte ihm auch, er könne sich zum Lesen so viel Zeit nehmen, wie er will. Plötzlich konnte er mir die ganze Lesetafel ohne Fehler vorlesen.

Nehmen Sie sich immer wieder Zeit, Ihren Atem ohne willentliche Beeinflussung zu beobachten. Auch in meiner kinesiologischen Augenarbeit kann ich nur effektiv arbeiten, wenn der Patient entspannt atmet. Wenn die Atmung zu flach oder gepresst ist oder die Luft direkt angehalten wird, ist der Energiefluss im Körper gebremst und klares Sehen dadurch nicht gut möglich.

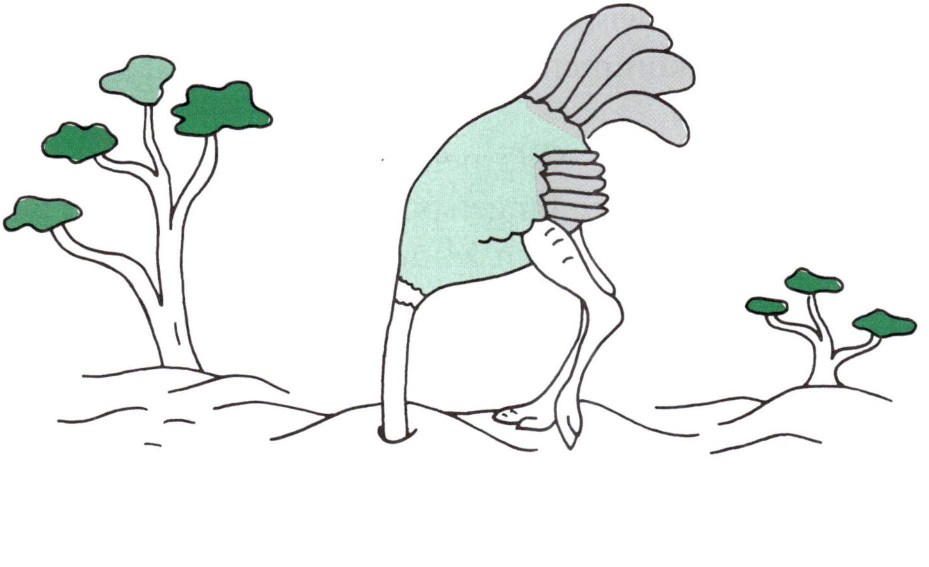

Um klar zu sehen, genügt oft schon ein Wechsel der Blickrichtung.

Aufmerksamkeit und Sehen

Die Aufmerksamkeit beim Sehen ist im Wesentlichen ein Unterscheidungsvorgang – ein Akt des Aussonderns und Isolierens eines bestimmten Gegenstandes oder Gedankens aus der Fülle der Sinneswahrnehmungen und der Gedanken. Im Sehvorgang ist die Aufmerksamkeit eng mit dem Vorgang des Auswählens gekoppelt; sie ist sogar fast mit dem Vorgang identisch.

Dabei unterscheiden wir zwischen der spontanen und der vorsätzlichen Aufmerksamkeit. Eine wichtige Tatsache ist dabei noch, dass Wahrnehmen, Auswählen und Erkennen nicht ohne ein gewisses Maß an Körper- und Augenbewegung zustande kommen können.

Ohne Bewegung ist Wahrnehmung fast nicht möglich. Lassen Sie einmal Ihre Fingerspitzen leicht auf einer Tischplatte ruhen. Nach einigen Minuten werden Sie den Kontakt nicht mehr fühlen. Aber eine Bewegung der Augen oder der Finger, sei sie auch noch so gering, wird Ihnen die Wahrnehmung zurückbringen.

Sinneswahrnehmung ist an Wechsel gebunden; Wechsel bedeutet Bewegung. Sobald wir aber etwas genau sehen wollen, ist in der Regel die Körperbewegung eingeschränkt. Wir übertragen diese Unbeweglichkeit auf die

Augen und fangen an zu starren. Durch diese Unbeweglichkeit der Augen wird die Wahrnehmung eingeschränkt und scharfes und klares Sehen ist nicht möglich.

Falsch eingesetzte Aufmerksamkeit und die dadurch hervorgerufene Immobilisierung der Augen und des Verstandes sind eine häufige Ursache für visuelle Funktionsstörungen. Augentraining bringt also unseren Augen die wichtige Bewegung, um gut zu sehen.

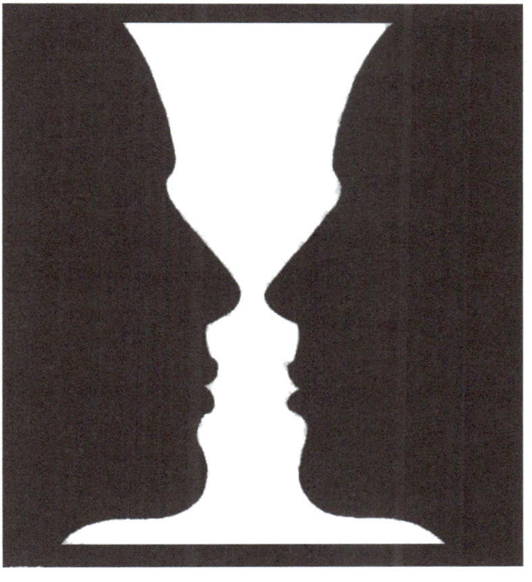

Beobachten Sie die weiße Fläche und anschließend die schwarzen Flächen. Sie nehmen jedes Mal etwas anderes wahr, je nachdem, worauf Sie Ihre Aufmerksamkeit richten.

Ohne Licht ist Sehen nicht möglich

Seit Millionen von Jahren brauchen wir Menschen das Licht der Sonne, um gesund und aktiv zu bleiben. Mit seinem Farbspektrum stimuliert das gesunde Sonnenlicht die Hormonausschüttung, den Stoffwechsel und stärkt unsere körperliche und seelische Leistungsfähigkeit. Es ist wissenschaftlich bewiesen, dass nur 25 % des Lichts, das unsere Augen aufnehmen, über den optischen Teil der Sehbahnen für das Sehen genutzt werden. Die restlichen 75 % wandern über den energetischen Teil der Sehbahnen ins Gehirn. Vom Zentrum unseres Gehirns wird das Licht in jede Zelle unseres Körpers geschickt.

Das beste Licht für unsere Augen ist das natürliche Sonnenlicht. Dabei nehmen die Augen das im Sonnenlicht enthaltene Farbspektrum auf. Sonnenlicht ist Ernährung für unsere Augen. Die Augen können sich angenehm entspannen, die Blutzirkulation wird angeregt und das Sehvermögen verbessert.

Augen- und Lidentzündungen können rasch abheilen, wenn die Augen genügend Sonnenlicht erhalten. Sonnenlicht ist sehr wirksam, wenn dabei nicht übertrieben lange Sonnenbäder in praller Sonne vorgenommen werden. Falls Sie sehr sonnenempfindlich sind, gewöhnen Sie sich und Ihre Augen wieder Schritt für Schritt ans gesunde Sonnenlicht. Sind wir im Schatten im Freien, wird das Licht schon sehr reduziert. Fangen Sie also langsam im Schatten mit dem Augen-Sonnenbaden an. Viele deutsche Berufstätige verbringen jedoch die meiste Zeit ihres Lebens fern vom Sonnenlicht, in künstlich und häufig falsch beleuchteten Räumen. Im geschlossenen Raum in der Nähe eines Fensters mit Tageslicht geht wiederum sehr viel Licht verloren. Dies ist aber trotzdem noch die beste Lichtquelle im Raum.

Tageslicht ist – da sind sich Experten einig – die günstigste Lichtquelle für die Augen. Um die Zellen der Netzhaut im Auge ausreichend zu stimulieren, muss für gutes Sehen das Licht hell genug sein. Künstliches Licht im geschlossenen Raum gibt unseren Augen extrem wenig Energie, um gut zu sehen.

> Eine entsprechende Übung zum Sonnenbaden für die Augen ist bei den beiliegenden Augenübungen zu finden.

Dabei gibt es sehr große Unterschiede der künstlichen Lichtquellen. Wenn also kein Tageslicht zur Verfügung steht, sollte das Licht zumindest dem Tageslicht möglichst ähnlich sein. Dazu gehören die Farbanteile im Licht. Die so genannten Vollspektrumlampen, Tageslichtlampen oder Bioluxlampen erfüllen diese Ansprüche weitgehend.

Sehr anstrengend für die Augen sind Leuchtstoffröhren, da bei diesen immer Farbanteile fehlen. Unsere Augen brauchen zum guten Sehen Kontraste, wie beim Licht auch den Schatten. Glühbirnen und Halogenlampen sind wegen ihrer großen Helligkeit zum Lesen gut geeignet, aber auch hier ist der Farbanteil nicht dem Sonnenlicht entsprechend.

Sehen und Energiefluss

Während meiner langjährigen Praxisarbeit mit fehlsichtigen Kindern und Erwachsenen konnte ich feststellen, dass auch die Gefühle sehr viel mit Sehen zu tun haben.

An den Augen kann man viele verschiedene Gefühlsregungen ablesen. Es gibt müde Augen, traurige Augen, strahlende Augen, fröhliche Augen, sanfte Augen, zornige Augen, hasserfüllte Augen, starre Augen usw. Wenn diese Gefühle nur über die Augen ausgedrückt werden können, bleiben Blockaden im Körper, die auch unsere Augenmuskeln betreffen. Der Energiefluss im ganzen Körper wird dabei unterdrückt. Daraus wiederum können auch Sehstörungen entstehen.

Kapitel VI:

Ernährung – ein wichtiger Baustein für gesunde, vitale Augen

Unser Körper besteht zu 65 % aus Wasser und zu 35 % aus Mineralien. Diese Basiselemente bilden das Körpergewebe und müssen ständig erneuert werden.

Unser Körper braucht etwa 90 Bausteine, um gesund und vital zu sein. Diese 90 Bausteine setzen sich zusammen aus 60 Mineralien, 15 Vitaminen, 12 Aminosäuren und 3 Fettsäuren. Da der Körper Vitamine nicht selbst produzieren kann, müssen diese über die Nahrung eingenommen werden.

Vitamine werden zwar über einen langen Zeitraum im Körper gespeichert, aber wenn die Speicher nicht regelmäßig aufgefüllt werden, machen sich Mangelerscheinungen bemerkbar.

Wissenschaftlich nachgewiesen ist mittlerweile, dass ein hoher Prozentsatz der Krankheiten, auch der Augenkrankheiten, aus Mangel an guter Ernährung entsteht.

Vitamin A / Betakarotin

bewirkt die Umwandlung von Lichtquellen in Lichtreize. Bei Mangel kann Nachtblindheit entstehen.
Enthalten in: Karotten, sowie in gelben und grünen Früchten und Gemüsesorten.

Lutein und Zeaxanthin/Karotinkomponenten

schützt vor Schädigung durch blaues Licht. Bei einem Mangel kann Makuladegeneration entstehen.
Enthalten in: Weißkohl, Spinat, Kresse, orangefarbener Paprika, Mais und Eigelb.

Vitamin B1 / Thiamin

unterstützt die Funktion der Augenmuskeln.
Enthalten in: Vollkornprodukten, Eigelb, Sojamilch und Milch.

Vitamin B2 / Riboflavin

unterstützt die Ernährung der Augenlinse und hilft bei Lichtempfindlichkeit. Mangel führt zu brennenden, müden Augen und kann die Erkrankung von grauem Star mitbewirken.
Enthalten in: Mandeln, Bierhefe, Milch und Sojabohnen.

Vitamin B6 / Pyridoxinhydrochlorid

unterstützt das emotionale Gleichgewicht.
Enthalten in: Bananen, Bierhefe, Naturreis, Karotten, Hähnchen, Eiern, Fisch und Vollkornprodukten.

Vitamin B12 / Cyanocobalamin

Mangelerscheinungen können sich auch mit grauem und grünem Star auswirken.
Enthalten in: Muscheln, Fisch, Eiern, Milchprodukten und Meeresgemüse.

Vitamin C / Ascorbinsäure

ist ein starkes Antioxidans; schützt die Körperzellen vor freien Radikalen. Hält die Augenlinse gesund.
Enthalten in: Zitrusfrüchten, Melonen, Tomaten.
Untervitamin von Vitamin C: Bioflavanoide – Vitamin P ist enthalten in schwarzen Johannisbeeren, Preiselbeeren und Trauben.

Vitamin D

steuert den Kalziumspiegel.
Enthalten in: Lebertran, fettem Fisch und Eigelb.

Vitamin E / Di-alpha-Tocoperyl-Acetat (Antioxidans)

bewirkt den Transport des Sauerstoffs und der notwendigen Nährstoffe über die Blutbahn in alle Körperteile, auch in die Augen. Unterstützt die Elastizität der Augenmuskeln und der Linse.
Enthalten in: Weizenkeimen, Mandeln, Nüssen und kalt gepressten Pflanzenölen.

Kalzium

unterstützt insgesamt die Gesundheit der Augen. Eine gute Versorgung mit Kalzium mindert die Gefahr von Kurzsichtigkeit, Netzhautablösungen und grünem Star.
Enthalten in: Milch, grünem Blattgemüse und Sardinen.

Obwohl uns heute in jedem Supermarkt viele verschiedene Obst- und Gemüsesorten angeboten werden, ist es kaum möglich, unseren gesunden Nahrungsbedarf an Vitaminen und Mineralstoffen zu decken. Wie allgemein bekannt ist, gehen zu viele Nährstoffe verloren durch: zu kurze Reifezeit, zu lange Lagerung, zu viel Chemikalien bei der Konservierung usw. Wenn Sie deshalb zu Nahrungsergänzungen greifen, bedenken Sie bitte, dass nur „ganze" Vitamine, d. h. nicht isolierte Vitamine, wirklich hilfreich und für den Körper tatsächlich gesund sind.

Kapitel VII:
Die Brille ist ein Gefängnis für Ihre Augen

Die Augen bewegen sich sehr gerne. Jede Bewegung des Körpers bringt auch Bewegung für die Augen mit sich, da die Augen mit den Augenmuskeln ganz locker „aufgehängt" sind. Je mehr Bewegung für die Augen vorhanden ist, umso besser ist die Sehkraft. Wenn Sie nun von morgens bis abends eine Brille tragen, sind die Augen wie „Gefangene". Ihr Blick ist nicht mehr frei, ihre Augen müssen möglichst durch die Mitte der Brillengläser schauen, da hier das schärfste Sehen möglich ist.

Starren ist die Folge. Ihr Kopf muss immer mitgehen, wenn sie in eine Richtung schauen. Dadurch verlieren die Augen die Beweglichkeit, die so nötig ist für gutes Sehen. Durch die Brillengläser wird den Augen natürliches Licht vorenthalten. Die Brillengläser spiegeln, deshalb wird vom Optiker ein entspiegeltes Glas empfohlen, welches wiederum den Augen mehr Licht wegnimmt.

Augen auf, Brille ab!

Helfen und unterstützen Sie Ihre Augen, indem Sie immer wieder die Brille abnehmen. Sie sind deshalb nicht „blind", sondern sehen nur verschwommener. Erlauben Sie Ihren Augen immer wieder zwischendurch, so zu sehen, wie es ihnen gerade möglich ist. Versuchen Sie nicht, ohne Brille scharf zu sehen, sonst verspannen Sie Ihre Augenmuskeln.

Nehmen Sie die Brille dann ab, wenn Sie sich in vertrautem Umfeld befinden z. B. zu Hause, beim Essen, beim Musikhören, im Garten, beim Spazierengehen in bekanntem Gelände.

Nehmen Sie die Brille nur so lange ab, wie es für Sie angenehm ist. Dies können Sie täglich steigern. Sie werden bald merken, dass Sie gar nicht so schwach sehen ohne Brille.

Es macht auch Spaß, sich immer mehr zuzutrauen ohne Brille. Während meiner Augenseminare auf der Fraueninsel im Chiemsee/Bayern, eine wundervolle, sehr kleine Insel, haben sich meine Seminarteilnehmer mit bis zu -8,0 Dioptrien Kurzsichtigkeit getraut, ohne Brille auf der Insel herumzuspazieren. Die Freude war jedes Mal sehr groß und die Erkenntnis, dass Sehen auch ohne Brille möglich ist, auch wenn die Sicht noch verschwommen ist.

Kapitel VIII:

Bildschirmarbeit ist Schwerstarbeit für Ihre Augen

Unsere Augen haben sich, seit es Menschen gibt, im Aufbau nicht verändert. Die Augen sind auf die Natur ausgerichtet und für viel Sehen in der Ferne bestimmt. Außerdem ist die Natur dreidimensional und für unsere Augen sehr abwechslungsreich gestaltet. Unsere Augen brauchen, um gut zu sehen, viele Kontraste und viel Abwechslung.

Der Bildschirm, im modernen Arbeitsleben nicht mehr wegzudenken, ist dagegen nur zweidimensional und für die Augen eigentlich nicht geeignet. Fernsehen ist nicht so anstrengend wie Bildschirmarbeit, da wir dabei entspannt davor sitzen und keine Arbeitsleistung erbringen müssen.

Wer täglich den ganzen Tag am Bildschirm verbringen muss, weiß, wie anstrengend dies sowohl für die Augen als auch für den ganzen Körper ist. Oft ist hohe Konzentration für diese Arbeit erforderlich, sodass selten Pausen gemacht werden.

Die Augen sind also gezwungen, lange Zeiten in einer Entfernung von 50 bis 60 Zentimetern auf ein zweidimensionales Bild zu sehen. Der Bildschirm blendet die Augen, durch die Anspannung vergessen wir zu blinzeln. Dadurch trocknet die Hornhaut aus und die Augen entzünden sich leicht. Durch eine trockene Hornhaut tritt verschwommenes Sehen ein. Dies wiederum veranlasst uns, angestrengter und verspannter zu schauen.

Durchbrechen Sie den Teufelskreis

- Nehmen Sie sich alle halbe Stunde Zeit, vom Schreibtisch aufzustehen.
- Nehmen Sie für eine kurze Zeit die Brille ab.
- Strecken Sie sich durch und dehnen Sie dabei sanft Ihre ganze Wirbelsäule.
- Gähnen Sie dabei herzhaft. Gähnen entspannt Ihre Gesichtsmuskeln und die Tränenflüssigkeit wird angeregt, sodass die Augen wieder feucht sind.
- Schauen Sie oft vom Bildschirm weg, wenn möglich durchs Fenster ins Freie, damit Ihre Augen sich wieder bewegen und entspannen können.
- Stellen Sie sich in Blicknähe einen Blumenstock, hängen Sie interessante farbige Bilder auf, um den Augen immer wieder die Möglichkeit der Wahrnehmung von Kontrasten zu geben.

Kapitel IX:

Erfahrungsberichte über Augentraining in Seminaren und Einzelsitzungen

Durch das Augentraining habe ich mehr Weitblick und sehe in der Nähe besser. Auch im körperlichen Bereich geht es mir besser.

Danke, Gabi

Liebe Frau Schraufstetter,
ich hätte mir nicht vorstellen können, wie viel von der richtigen Sicht der Dinge abhängt. Durch die gemeinsame Arbeit habe ich für den Erfolg in Familie und Geschäft viele neue Sichtweisen gefunden. Danke für die erfolgreiche Hilfestellung.

Hermann

Liebe Frau Schraufstetter,
durch Zufall habe ich von Ihrem Augentraining gehört und war sofort voll Hoffnung, endlich wieder besser sehen zu können. Schon nach wenigen Wochen haben es mir meine Augen gedankt und sich von – 7,5 auf – 5,75 Dioptrien verbessert.

Vielen Dank, Regine

Mir macht es sehr viel Spaß, mit meinen Augen „neu" sehen zu lernen und genau hinzuschauen. Es gibt so vieles, was ich vorher nicht entdeckt habe.

Danke, Veronika

Vielen Dank für die unglaublich wirksamen Übungen!

Hildegard

Unglaublich, aber wahr: ich (-6,5 / -6,5 Diop.) habe heute tatsächlich mit der schwächeren Brille (-5,0 / -5,0) die letzte Zeile der Lesetafel scharf gesehen! Genau die Motivation, die ich brauche!

Vielen Dank, Birgit

Gestern war für mich wie Weihnachten und Ostern zusammen. Ich war bei einer Augenärztin und habe einen Sehtest gemacht. Ich sehe auf beiden Augen 100 %, ich hätte es nicht für möglich gehalten. Es ist eine Bestätigung, dass mein Weg richtig ist. Mein räumliches Sehen ist noch in Arbeit, wird aber Stück für Stück besser.

Danke, Elvira

Sie sehen, viele Aspekte gehören zum guten Sehen.

Ich hoffe, Ihnen einen Einblick und viele Tipps zum Thema „Sehen" gegeben zu haben.

Das in dieser „kleinen Augenschule" angebotene Augentraining ist ein wichtiger Anfangsschritt zu gutem und entspanntem Sehen.

Wenn Sie das Gefühl haben, Sie brauchen Unterstützung und weiteren Rat, dürfen Sie sich gerne persönlich oder schriftlich an mich wenden. Ich helfe Ihnen gerne weiter.

Impressum
Meine kleine Augenschule: Augen auf, Brille ab –
Machen Sie Ihre Augen fit
mit Augentraining und Entspannung
2. Auflage, 2008

Layout und Satz: DTP & Grafik, B. König, Moosburg
Redaktion: Isolde Schraufstetter (v. i. S. d. P.)
Druck: Druck Verlag Kettler, Bönen/Westfalen
ISBN-13 978-3-932017-32-2
ISBN-10 3-932017-32-3
www.fid-gesundheitswissen.de